からだ整え

のっけごはん と 汁

藤井 恵

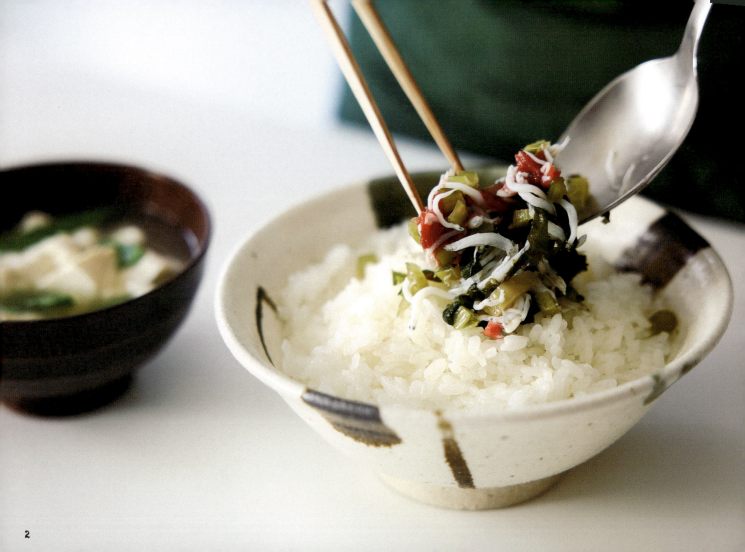

はじめに　　　からだの調子が整うごはんを作りたいけれど、
何をどのように組み合わせたらよいか、わからず迷ったり、
時間や手間をかける余裕がなかったり、
料理が苦手という方も、たくさんいらっしゃると思います。

納豆かけごはんや卵かけごはんの気軽さをそのままに、
お茶碗に白いごはんをよそい、からだが整う食材を合わせたおかずをのせる、
簡単で驚くほどおいしくできるこのスタイル。

まずはその時に応じて、
切ってのせるだけ
炒めてのせるだけ
ゆでてのせるだけでできる、お手軽のっけごはんをお試しください。

そして、のっけごはんだけでは補えない栄養は、
みそ汁やスープで作りやすく取り合わせ、
味わいも栄養も、満足感のある2品献立に仕上げています。

ぜひ、のっけごはんと汁、
手軽にいろいろなバリエーションでお楽しみください。

藤井 恵

1 からだ整え定番のっけごはんと汁

8　卵しらす青じそごはん ＋ 厚揚げと小松菜のみそ汁

10　梅しらす野沢菜ごはん ＋ ちぎり豆腐と絹さやのみそ汁

12　たらこあおさごはん ＋ ブロッコリーとプチトマトのみそ汁

14　納豆卵塩昆布ごはん ＋ 油揚げとわかめのみそ汁

16　梅おかかとろろごはん ＋ 焼き油揚げと水菜のみそ汁

18　温玉おかかごはん ＋ キャベツとじゃがいものみそ汁

20　明太子ザーサイのりごはん ＋ 白菜としいたけのみそ汁

22　しば漬けわかめごはん ＋ かぼちゃとかいわれのみそ汁

24　ツナマヨとろろ昆布ごはん ＋ えのきのかき玉汁

26　卵黄鮭フレーク万能ねぎごはん ＋ しめじともやしのみそ汁

28　粉チーズ卵桜えびごはん ＋ まいたけとトマトのスープ

30　豆腐めかぶごはん ＋ あさり缶と豆もやしのスープ

2 からだ整えボリュームのっけごはんと汁

34　梅しょうが焼きごはん ＋ さつまいもといんげんのみそ汁

35　豚ケチャップ炒めごはん ＋ 油揚げとアスパラのみそ汁

36　豚しゃぶポン酢あえごはん ＋ なめこともずくのみそ汁

37　鶏の照り焼きごはん ＋ かぶの豆乳汁

42　鶏むね肉レモンソテーごはん ＋ キャベツのカレースープ

43　ささみのゆずこしょうあえごはん ＋ にらと玉ねぎのスープ

44　大豆入りそぼろごはん ＋ コーンとパセリのミルクスープ

45　豆腐ステーキ薬念ソースごはん ＋ ズッキーニの卵スープ

50　牛焼き肉ごはん ＋ 豆もやしとわかめのスープ

52　まぐろのにんにくあえごはん ＋ かぼちゃとえのきのみそ汁

54　ぶりの梅照り焼きごはん ＋ 大根と大根葉のみそ汁

56　鮭のカレーみそバターごはん ＋ カリフラワーのスープ

3 からだ整えお腹すっきりのっけごはんと汁

60　ツナと切り干し大根ごはん ＋ 豆腐とモロヘイヤのスープ

61　あおさしらすごまごはん ＋ しめじとひよこ豆のスープ

62　高菜ひじきごはん ＋ チンゲンサイときくらげのみそ汁

63　オクラ納豆ごはん ＋ 里いもとまいたけのみそ汁

64　さば缶ザーサイごはん ＋ たけのことこんにゃくのみそ汁

65　枝豆薬味しょうゆあえごはん ＋ 鶏肉とごぼうのみそ汁

72　エシャレットおかかごはん ＋ 里いもとれんこんの豚汁

73　きのこ卵炒めごはん ＋ ブロッコリーとさつまいものみそ汁

74　ししとうじゃこ炒めごはん ＋ 厚揚げとモロヘイヤのみそ汁

75　豚肉切り干しソース炒めごはん ＋ グリーンピースのスープ

80　鶏ひきとオクラのカレー炒めごはん ＋ ひよこ豆のスープ

82　合びきとパセリのレモン炒めごはん ＋ コーンのスープ

4 からだ整え つまみ のっけごはんと汁

86 　まぐろの漬けわさびごはん ＋ 焼きねぎのみそ汁
87 　ちくわのわさび漬けあえごはん ＋ なめことみつばのみそ汁
88 　味玉ごはん ＋ じゃがいもとコーンのみそ汁
89 　ししゃも万能ねぎごはん ＋ 油揚げとほうれんそうのみそ汁
94 　塩さばの玉ねぎマリネごはん ＋ 里いもとせりのみそ汁
96 　いぶりがっこクリームチーズごはん ＋ 牛肉と大根のスープ

5 からだ整え ごちそう のっけごはんと汁

100 　ローストビーフごはん ＋ ふろふき風かぶのスープ
102 　簡単ルーローハン ＋ たけのこときくらげのスープ
104 　タンドリーチキンごはん ＋ 豆苗とえのきのスープ
106 　油淋鶏ごはん ＋ 卵とクリームコーンのスープ
108 　海鮮とろろごはん ＋ しじみとみつばのみそ汁
110 　えびの豆板醤炒めごはん ＋ 豆腐と干ししいたけのスープ

コラム

6 　だし汁について（昆布だし／肉だし）

32 　のっけごはんに添えたい浅漬け
　　（かぶの浅漬け／きゅうりのしょうがじょうゆ漬け／
　　大根の甘酢漬け／キャベツのゆかりごま酢漬け）

58 　のっけごはんと食べたいあえもの
　　（ブロッコリーのごまあえ／水菜の塩昆布あえ／
　　豆苗のナムル／小松菜のからしあえ）

84 　のっけごはんに添えたいサラダ
　　（パプリカの玉ねぎドレッシング／粒マスタードコールスロー／
　　かぼちゃのカレーマヨサラダ／クミンキャロットラペ）

98 　のっけごはんと食べたいきのこと海藻のおかず
　　（きのこのおかかあえ／わかめの梅しそあえ／
　　きのこのマリネ／ひじきのナムル）

【この本での約束ごと】

・ 1カップは200ml、大さじ1は15ml、小さじ1は5ml。「ひとつまみ」とは、親指、人さし指、中指の3本で軽くつまんだ量のことです。

・ 塩は精製されていないもの、黒こしょうは粗びき黒こしょう、オリーブ油はエキストラ・バージン・オリーブオイル、だし汁はp6の昆布だしと肉だしのほか、昆布、かつお節、煮干しなどでとったものを使ってください。

・ フライパンは、フッ素樹脂加工のものを使っています。

・ 電子レンジの加熱時間は、600Wのものを基準にしています。500Wの場合は、1.2倍の時間を目安にしてください。機種によっては、多少差が出ることもあります。

だし汁について

だし汁は昆布やかつお節など、好みのものでいいのですが、
わが家で最近よく使っている、2種類のだしをご紹介します。
おいしいのはもちろん、食物繊維やたんぱく質もとることができます。

● 昆布だし

昆布を水にひと晩つけるだけ。
みそ汁やスープ、何とでも相性抜群です。

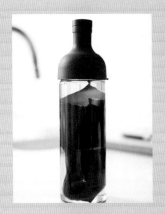

● 肉だし

肉のうまみとたんぱく質がたっぷり。
みそ汁、スープなどに幅広く使えます。

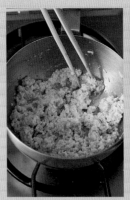
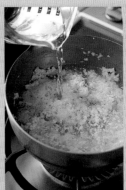
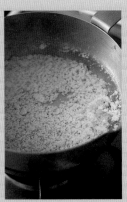

[材料] 2人分×約4回

昆布 … 5cm角5枚(20g)
水 … 1ℓ

[作り方]

1. 保存容器に水、昆布を入れ、冷蔵室でひと晩おく。

   *日持ちは冷蔵室で3〜4日
   *昆布の重量は水の2%が目安。使い終わった昆布は、細切りにして炒めものやスープに使って

[材料] 2人分／約2カップ

ひき肉(鶏または豚・脂が少ないもの)
 … 100g
酒(または白ワイン) … 大さじ2
水 … 2½カップ

[作り方]

1. 鍋にひき肉、酒を入れて菜箸でよく混ぜ、中火にかけ、色が変わってパラパラになるまで炒める。
2. 水を加え、煮立ったらアクをとり、ふたをしないで弱火で2〜3分煮る。

1
からだ整え
定番のっけごはんと汁

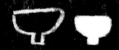

おなじみの卵や納豆、たらこなどをのせたごはんに、からだ整え食材をプラス。
どれも火を使わずに材料を切ってのせるだけ、手軽に作れるものばかりです。
汁には野菜やきのこをたっぷり加え、ビタミン類と食物繊維がとれるように。
残さず飲み干せば、からだが温まり、栄養も無駄なく丸ごといただけます。

卵しらす青じそごはん + 厚揚げと小松菜のみそ汁

良質なたんぱく質のかたまりである卵は、睡眠の質を上げるトリプトファンも豊富。
しらすのビタミンＤが、みそ汁の厚揚げと小松菜のカルシウム吸収をよくします。
青じそと小松菜の大量なβ-カロテンで、免疫力も上がる組み合わせです。

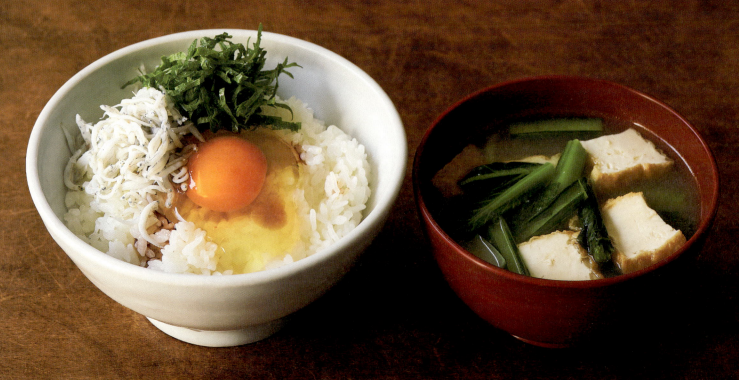

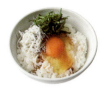

卵しらす青じそごはん

[材料] 2人分

卵 … 2個
しらす … 大さじ4
青じそ（細切り）… 10枚
しょうゆ … 小さじ2
ごはん … 茶碗2杯分

[作り方]

1. ごはんに卵、しらす、青じそをのせ、しょうゆをかける。

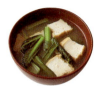

厚揚げと小松菜のみそ汁

[材料] 2人分

厚揚げ（水けをふき、1cm幅のひと口大に切る）… 小1枚（150g）
小松菜（4cm幅に切る）… 3株
だし汁 … 2カップ
みそ … 大さじ1〜1½

[作り方]

1. 鍋にだし汁、厚揚げを入れて火にかけ、煮立ったら小松菜を加え、ふたをして中火で2〜3分煮る。
2. みそを溶き入れ、煮立つ直前に火を止める。

梅しらす野沢菜ごはん＋ちぎり豆腐と絹さやのみそ汁

ごはんのよき相棒・野沢菜は、β-カロテンのほか食物繊維を多く含む腸活食材。
梅のクエン酸で疲労を回復しつつ、ちぎって味しみをよくしたみそ汁の豆腐で、たんぱく質を補給。
豆野菜の中ではトップクラスの絹さやのビタミンCで、美肌作りとアンチエイジングもできます。

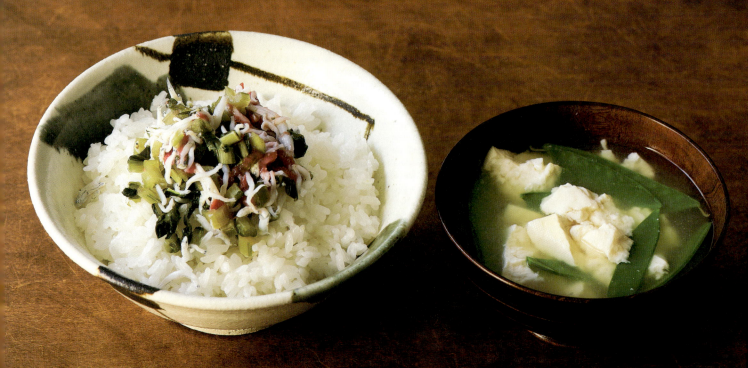

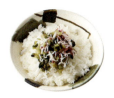

梅しらす野沢菜ごはん

[材料] 2人分

A | 梅干し（種を除き、たたく）… 1個
　| しらす … 大さじ2
　| 野沢菜漬け（粗く刻む）… 大さじ3
ごはん … 茶碗2杯分

[作り方]

1. ボウルにAを入れてざっくり混ぜ、ごはんにのせる。

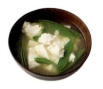

ちぎり豆腐と絹さやのみそ汁

[材料] 2人分

木綿豆腐 … 1/2丁（150g）
絹さや（筋を除く）… 30枚
だし汁 … 2カップ
みそ … 大さじ1〜1 1/2

[作り方]

1. 鍋にだし汁、豆腐を小さめにちぎって入れて火にかけ、煮立ったら絹さやを加え、ふたをして中火で1分煮る。
2. みそを溶き入れ、煮立つ直前に火を止める。

たらこあおさごはん + ブロッコリーとプチトマトのみそ汁

幸せホルモン＝セロトニンを生み出すトリプトファンを含むたらこごはんに、食物繊維＆カルシウム豊富なあおさを合わせました。みそ汁のブロッコリーとプチトマトのビタミンC＆リコピンが、強力な抗酸化作用を発揮、老化防止に役立ちます。

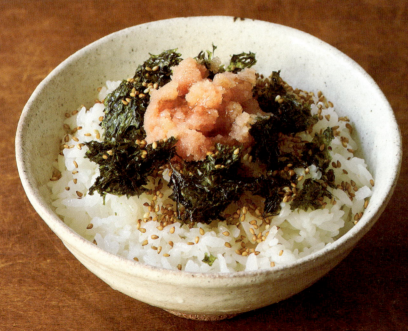
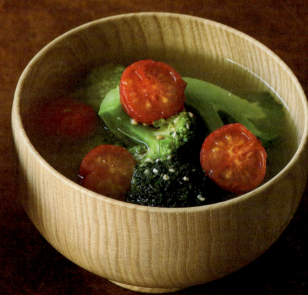

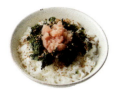

たらこあおさごはん

[材料] 2人分

たらこ（薄皮を除く）… 1/2 腹（1本・40g）
あおさ（乾燥・ちぎる）… 大さじ4
金いりごま（または白いりごま）… 大さじ1
ごま油 … 小さじ1
ごはん … 茶碗2杯分

[作り方]

1. ごはんにあおさ、いりごま、たらこをのせ、ごま油を回しかける。

ブロッコリーとプチトマトのみそ汁

[材料] 2人分

ブロッコリー（小房に分ける）… 1/3 株（120g）
プチトマト（横半分に切る）… 6個
だし汁 … 2カップ
みそ … 大さじ1〜1 1/2

[作り方]

1. 鍋にだし汁を入れて火にかけ、煮立ったらブロッコリー、プチトマトを加え、ふたをして中火で1〜2分煮る。
2. みそを溶き入れ、煮立つ直前に火を止める。

納豆卵塩昆布ごはん + 油揚げとわかめのみそ汁

卵を混ぜてふわふわにした納豆で、腸活ごはん。みそ汁の油揚げとともに、女性にうれしい栄養素＝大豆イソフラボンがしっかりとれます。腸内の不要物質をからめとる昆布とわかめのフコイダンで、お腹も整います。

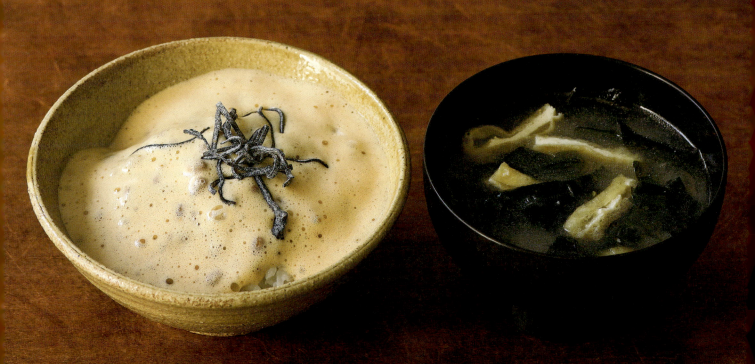

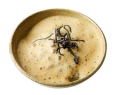

納豆卵塩昆布ごはん

[材料] 2人分

> 納豆 … 2パック（80g）
> しょうゆ … 小さじ1
> 卵 … 1個

塩昆布 … 大さじ1
ごはん … 茶碗2杯分

[作り方]

1. ボウルに納豆、しょうゆを入れて混ぜ、卵を加えてヘラでふわふわになるまで混ぜる。
2. ごはんに 1、塩昆布をのせる。

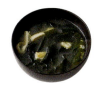

油揚げとわかめのみそ汁

[材料] 2人分

油揚げ（熱湯をかけ、縦半分に切って細切り）… 1/2 枚
カットわかめ（乾燥・水につけて戻し、水けを絞る）… 大さじ2
だし汁 … 2カップ
みそ … 大さじ1〜1 1/2

[作り方]

1. 鍋にだし汁、油揚げを入れて火にかけ、煮立ったらふたをして中火で2〜3分煮る。
2. わかめを加え、みそを溶き入れ、煮立つ直前に火を止める。

梅おかかとろろごはん + 焼き油揚げと水菜のみそ汁

ごはんにたっぷりかけた長いもののぬめりが胃腸を守り、消化をスムーズにしつつ、梅のクエン酸とともに疲労を緩和します。香ばしく焼いたみそ汁の油揚げの大豆イソフラボンで、肌や髪が美しく。β-カロテンと食物繊維豊富な水菜が、お通じをスムーズにします。

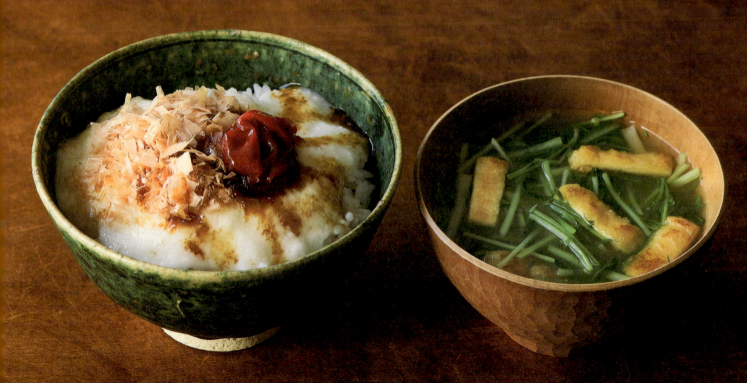

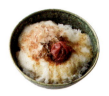

梅おかかとろろごはん

[材料] 2人分

梅干し … 2個
削り節 … 2袋（4g）
長いも（皮ごとすりおろす）… 8cm（160g）
A｜しょうゆ、みりん … 各大さじ½
ごはん … 茶碗2杯分

[作り方]

1. 耐熱容器に**A**を入れ、ラップをかけずに電子レンジで20秒加熱する。
2. ごはんに長いも、削り節、梅干しをのせ、1を回しかける。

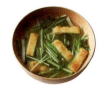

焼き油揚げと水菜のみそ汁

[材料] 2人分

油揚げ（熱湯をかけ、縦半分に切って1cm幅に切る）… ½枚
水菜（4cm幅に切る）… 3株
だし汁 … 2カップ
みそ … 大さじ1〜1½

[作り方]

1. 鍋を何もひかずに熱し、油揚げの両面をこんがり焼き、だし汁を加えて煮立ったら、ふたをして中火で2〜3分煮る。
2. 水菜を加え、みそを溶き入れ、煮立つ直前に火を止める。

定番　17

温玉おかかごはん＋キャベツとじゃがいものみそ汁

とろりと濃厚な温玉に、腸内環境を整える糖化菌を含む削り節をどっさりと。
みそ汁のキャベツとじゃがいものビタミンC＆食物繊維で、腸が喜ぶセットです。
卵は幸せホルモンを生み出す成分を含み、不眠を改善する効果も期待できます。

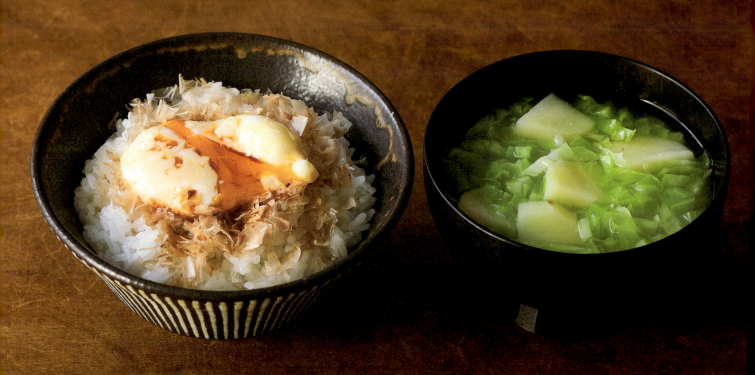

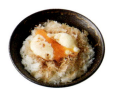

温玉おかかごはん

[材料] 2人分

市販の温泉卵 … 2個
削り節 … 3袋 (6g)
しょうゆ … 小さじ2
ごはん … 茶碗2杯分

[作り方]

1. ごはんに削り節、温泉卵をのせ、しょうゆをかける。

キャベツとじゃがいものみそ汁

[材料] 2人分

キャベツ (3cm長さの細切り) … 3枚
じゃがいも (1cm幅のいちょう切りにし、さっと洗う) … 1個 (120g)
だし汁 … 2カップ
みそ … 大さじ1〜1½

[作り方]

1. 鍋にだし汁、じゃがいもを入れて火にかけ、煮立ったらふたをして中火で3〜4分煮、キャベツを加えてさらに1〜2分煮る。
2. みそを溶き入れ、煮立つ直前に火を止める。

明太子ザーサイのりごはん＋白菜としいたけのみそ汁

明太子＋ザーサイ＝最強のごはんの友に、食物繊維豊かなのりの風味をプラス。
うまみたっぷりのみそ汁は、白菜のカリウムの働きで塩分を排出し、むくみを予防。
低カロリー食材のしいたけは、コレステロール値を下げ、免疫力を高める効果もあります。

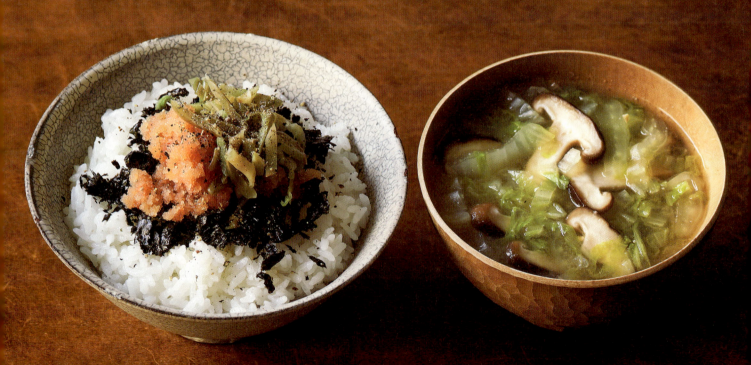

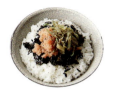

明太子ザーサイのりごはん

[材料] 2人分

明太子（薄皮を除く）… 1/2 腹（1本・40g）
味つきザーサイ（びん詰・細切り）… 大さじ2
焼きのり（細かくちぎる）… 全形1枚
黒こしょう … 少々
ごはん … 茶碗2杯分

[作り方]

1. ごはんにのり、明太子、ザーサイをのせ、黒こしょうをふる。

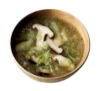

白菜としいたけのみそ汁

[材料] 2人分

白菜（縦半分に切り、横に細切り）… 小2枚
生しいたけ（軸ごと縦に薄切り）… 4枚
だし汁 … 2カップ
みそ … 大さじ1～1 1/2

[作り方]

1. 鍋にだし汁、白菜を入れて火にかけ、煮立ったらふたをして中火で2～3分煮、しいたけを加えてさらに1分煮る。
2. みそを溶き入れ、煮立つ直前に火を止める。

しば漬けわかめごはん ＋ かぼちゃとかいわれのみそ汁

食物繊維たっぷりのわかめ、カルシウム豊富なじゃこをしば漬けと混ぜ、ごはんがすすむ味に。みそ汁はビタミンA・C・E（エース）がそろったかぼちゃと、抗酸化ビタミンを含むスプラウトのかいわれが、免疫力を強化します。

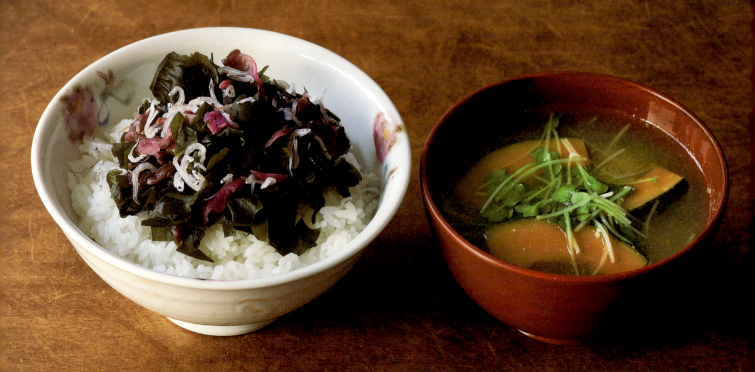

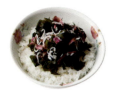

しば漬けわかめごはん

[材料] 2人分

A｜しば漬け（粗みじん切り）… 大さじ2
　｜カットわかめ（乾燥・水につけて戻し、水けを絞る）
　｜　… 大さじ2
　｜ちりめんじゃこ … 大さじ2
ごはん … 茶碗2杯分

[作り方]

1. ボウルにAを入れてざっくり混ぜ、ごはんにのせる。

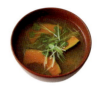

かぼちゃとかいわれのみそ汁

[材料] 2人分

かぼちゃ（1cm幅に切る）… 1/10個（160g）
かいわれ（長さを半分に切る）… 1パック
だし汁 … 2カップ
みそ … 大さじ1〜1 1/2

[作り方]

1. 鍋にだし汁、かぼちゃを入れて火にかけ、煮立ったらふたをして中火で3〜4分煮る。
2. みそを溶き入れ、かいわれを加え、煮立つ直前に火を止める。

ツナマヨとろろ昆布ごはん + えのきのかき玉汁

高たんぱくのツナにはゆずこしょうマヨを混ぜ、食欲がわく味に。
とろろ昆布で腸活もできます。汁の卵で良質なたんぱく質がとれ、レシチンで脳をしゃっきりと。
えのきのβ-グルカンが免疫力を向上しつつ、ビタミンB_1が疲れを解消します。

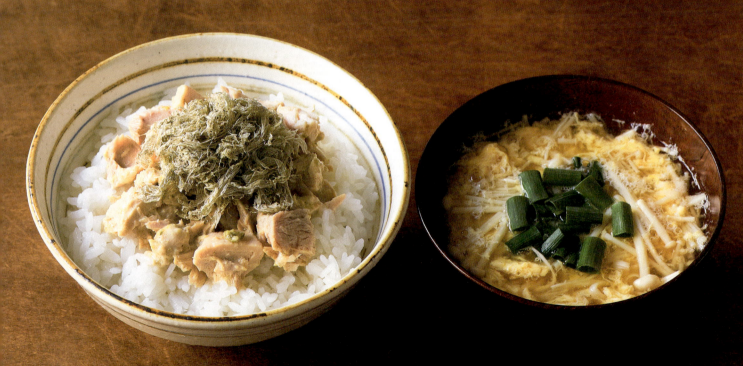

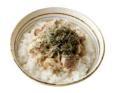

ツナマヨとろろ昆布ごはん

[材料] 2人分

A ｜ ツナ缶 (汁けを軽くきる) … 小 1 缶 (70g)
　｜ マヨネーズ … 大さじ 1
　｜ ゆずこしょう、しょうゆ … 各小さじ ½
とろろ昆布 (細かくちぎる) … ふたつまみ (4g)
ごはん … 茶碗 2 杯分

[作り方]

1. ボウルに A を入れて混ぜ、ごはんにのせ、とろろ昆布をのせる。

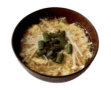

えのきのかき玉汁

[材料] 2人分

卵 … 1 個
えのきだけ (長さを3等分に切り、ほぐす) … 1 袋 (100g)
A ｜ だし汁 … 2 カップ
　｜ しょうゆ … 小さじ 1
　｜ 塩 … 小さじ ⅓
万能ねぎ (2cm幅に切る) … 1 本

[作り方]

1. 鍋に A、えのきを入れて火にかけ、煮立ったら中火にし、溶いた卵を回し入れ、ふんわり浮いたら火を止める。
2. 器に盛り、万能ねぎをのせる。

定番

卵黄鮭フレーク万能ねぎごはん ＋ しめじともやしのみそ汁

鮭のアスタキサンチンの抗酸化作用、卵黄のレシチンで頭がクリアに。
食物繊維どっさりのみそ汁は、しじみの５倍以上のオルニチンを含むしめじが、
肝臓を元気にしつつ、疲労回復や睡眠改善にも働きかけます。

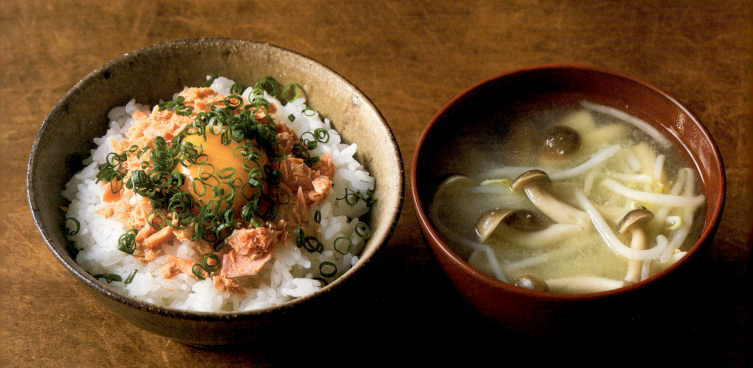

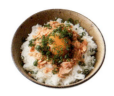

卵黄鮭フレーク万能ねぎごはん

[材料] 2人分

卵黄 … 2個分
鮭フレーク … 大さじ4
万能ねぎ（小口切り）… 2本
ごはん … 茶碗2杯分

[作り方]

1. ごはんに鮭フレーク、卵黄をのせ、万能ねぎを散らす。

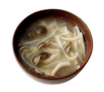

しめじともやしのみそ汁

[材料] 2人分

しめじ（ほぐす）… ½パック（50g）
もやし … ½袋（100g）
だし汁 … 2カップ
みそ … 大さじ1〜1½

[作り方]

1. 鍋にだし汁を入れて火にかけ、煮立ったらしめじ、もやしを加え、ふたをして中火で1〜2分煮る。
2. みそを溶き入れ、煮立つ直前に火を止める。

粉チーズ卵桜えびごはん ＋ まいたけとトマトのスープ

粉チーズと桜えびを加えた卵かけごはんは、カルシウム豊富で栄養バランスも満点。
鶏ひきのだし入りスープは、濃厚なうまみでたんぱく質もしっかりとれます。
まいたけのβ-グルカンが免疫力を上げ、トマトのリコピンの最強抗酸化力でさびないからだに。

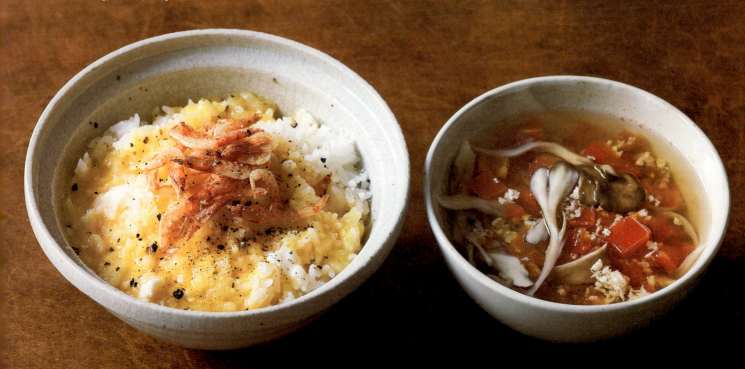

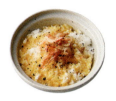

粉チーズ卵桜えびごはん

[材料] 2人分

A｜卵 … 2個
　｜粉チーズ … 大さじ2
桜えび（乾燥）… 大さじ2
バター … 10g
粉チーズ、塩、黒こしょう … 各少々
ごはん … 茶碗2杯分

[作り方]

1 ボウルにAを入れて混ぜ、ごはんにのせ、粉チーズ、バター（ちぎって）、桜えびをのせ、塩、黒こしょうをふる。

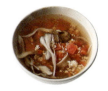

まいたけとトマトのスープ

[材料] 2人分

まいたけ（ほぐす）… 1/2パック（50g）
トマト（1cm角に切る）… 2個
A｜鶏ひき肉 … 100g
　｜白ワイン（または酒）… 大さじ2
水 … 2 1/2カップ
塩 … 小さじ1/3
こしょう … 少々

[作り方]

1 鍋にAを入れてよく混ぜ、中火にかけてパラパラになるまで炒め、水を加えて煮立ったらアクをとり、ふたをしないで弱火で2〜3分煮る。

2 まいたけ、トマトを加え、ふたをしないで中火で2〜3分煮、塩、こしょうをふる。

豆腐めかぶごはん ＋ あさり缶と豆もやしのスープ

大豆イソフラボン＆たんぱく質豊かな豆腐をごはんにのせた、さっぱりごはん。
めかぶの水溶性食物繊維が腸内の悪いものをからめとり、あさり缶は汁ごと使って
鉄とカルシウムを吸収、貧血予防と骨強化を。豆もやしでたんぱく質も補えます。

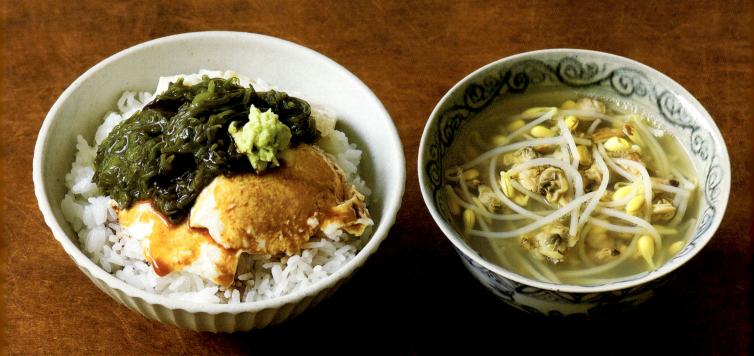

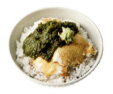

豆腐めかぶごはん

[材料] 2人分

絹ごし豆腐（水けをふく）… 1丁（300g）
めかぶ（味つけしていないもの）… 2パック（80g）
おろしわさび … 小さじ½〜1
しょうゆ … 小さじ2
ごはん … 茶碗2杯分

[作り方]

1　ごはんに豆腐（大きめのスプーンですくって）、めかぶ、わさびをのせ、しょうゆを回しかける。

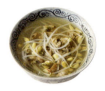

あさり缶と豆もやしのスープ

[材料] 2人分

あさり水煮缶 … 1缶（130g）
豆もやし … 1袋（200g）
水 … 2カップ
塩、こしょう … 各少々

[作り方]

1　鍋に水、あさり缶（汁ごと）、もやしを入れて火にかけ、煮立ったらふたをしないで中火で5分煮、塩、こしょうをふる。

コラム 2

のっけごはんに添えたい浅漬け

[作り方] 共通
ポリ袋に材料をすべて入れて混ぜ、空気を抜いて口を結び、重し（500g＊）をのせて30分以上おく。
＊500mlのペットボトル1本など

かぶの浅漬け

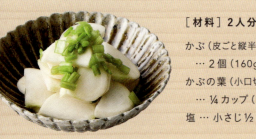

[材料] 2人分
かぶ（皮ごと縦半分に切り、薄切り）
　…2個（160g）
かぶの葉（小口切り）
　…¼カップ（20g）
塩…小さじ½

大根の甘酢漬け

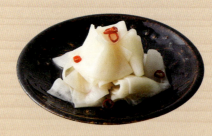

[材料] 2人分
大根（薄いいちょう切り）
　…3cm（100g）
赤唐辛子（小口切り）…1本
酢、砂糖、水…各小さじ2
塩…小さじ⅓

きゅうりのしょうがじょうゆ漬け

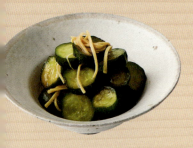

[材料] 2人分
きゅうり（1cm幅の小口切り）…1本
しょうが（皮ごと細切り）…1かけ
しょうゆ…小さじ2
砂糖…小さじ½

キャベツのゆかりごま酢漬け

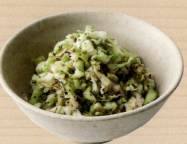

[材料] 2人分
キャベツ（横に細切り）…2枚（100g）
酢…小さじ2
ゆかり、金いりごま（または白いりごま）
　…各小さじ½

2
からだ整え
ボリュームのっけごはんと汁

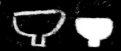

彩りよりも、たんぱく質がしっかりとれることを優先した茶色いごはんです。
肉・魚ともに1人分100gをのせました。あとは汁に野菜やきのこ、海藻を入れれば、
β-カロテンやビタミンCのほか食物繊維もとれて、たんぱく質の吸収がアップ。
お腹が大満足しつつ、体力や筋力が上がり、疲労回復にもひと役買います。

梅しょうが焼きごはん＋さつまいもといんげんのみそ汁

梅を加えたさっぱり味のしょうが焼きは、豚肉のビタミンB_1と梅のクエン酸で、
疲労回復効果が高まります。しょうがはせん切りとすりおろしのダブル使いにし、温活を。
みそ汁のさつまいものヤラピン、いんげんの食物繊維が、胃と腸の環境を改善します。

⇒作り方は38ページ

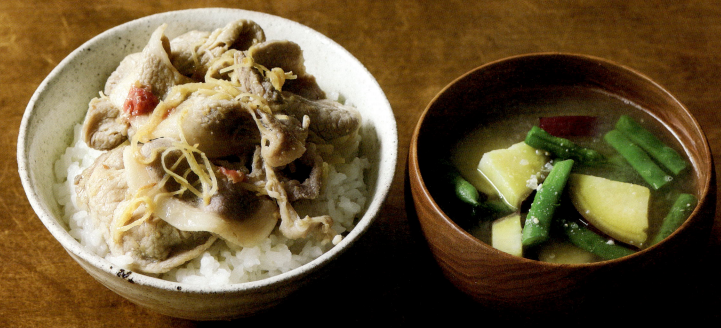

豚ケチャップ炒めごはん + 油揚げとアスパラのみそ汁

ポークチャップ風の豚肉のビタミンB_1に、にんにくのアリシンを加えて吸収をよく。
アスパラのアスパラギン酸と合わせて、疲れをとってくれる献立です。
みそ汁には油揚げを加え、たんぱく質を強化しつつ、大豆イソフラボンで骨粗しょう症予防も。

⇒作り方は39ページ

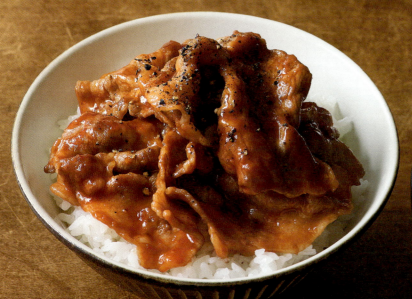
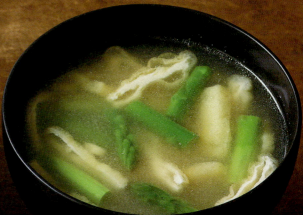

豚しゃぶポン酢あえごはん ＋ なめこともずくのみそ汁

豚しゃぶのビタミンB_1が体力を復活させ、香りのいい香味だれで食欲が増します。
たれに長ねぎを加えると、疲労回復力がさらにアップ。なめこともずくのみそ汁は、
ダブルの食物繊維で腸活し、たんぱく質の吸収を促進、血糖値やコレステロールを下げる効果も。

⇒作り方は 40 ページ

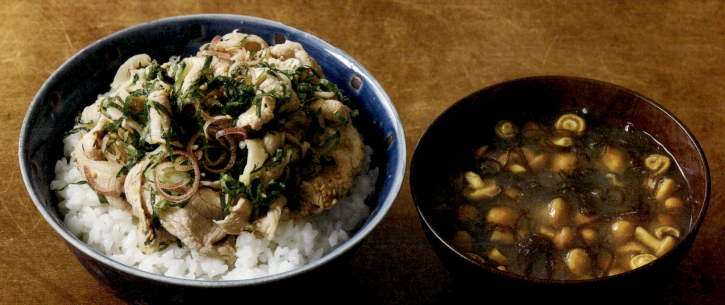

鶏の照り焼きごはん＋かぶの豆乳汁

香ばしく焼いた甘辛味の鶏肉と、汁の豆乳でもたんぱく質がとれるスタミナセット。
かぶは皮ごと使って食物繊維でお腹すっきり、カリウムがむくみを改善。
栄養満点の葉のβ-カロテン、ビタミンCも摂取すれば、老化予防や美肌作りにひと役買います。

⇒作り方は41ページ

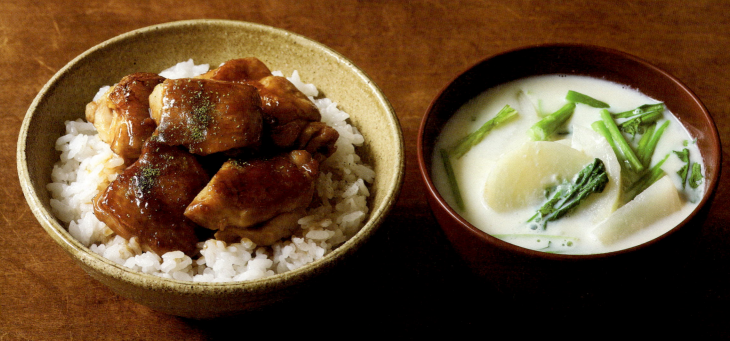

ボリューム

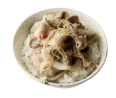

梅しょうが焼きごはん

[材料] 2人分

豚薄切り肉 … 10枚 (200g)
しょうが (皮ごとせん切り) … 1かけ
A ┃ 梅干し (種を除き、たたく) … 1個
　┃ 酒 … 大さじ2
　┃ しょうが (すりおろす)、砂糖 … 各大さじ½
　┃ 塩 … 小さじ½
サラダ油 … 大さじ½
ごはん … 茶碗2杯分

[作り方]

1. フライパンにサラダ油を熱し、しょうがを中火で炒め、香りが出たら豚肉を広げて加え、強めの中火で両面を薄く焼き色がつくまで焼く。

2. 混ぜたAを加えて汁けがなくなるまでからめ、ごはんにのせる。

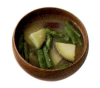

さつまいもといんげんのみそ汁

[材料] 2人分

さつまいも (皮ごと1cm幅のいちょう切りにし、水にさらす)
　　… ½本 (100g)
いんげん (4cm幅に切る) … 8本
だし汁 … 2カップ
みそ … 大さじ1〜1½

[作り方]

1. 鍋にだし汁、さつまいも、いんげんを入れて火にかけ、煮立ったらふたをして中火で4〜5分煮る。

2. みそを溶き入れ、煮立つ直前に火を止める。

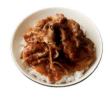

豚ケチャップ炒めごはん

[材料] 2人分

豚薄切り肉 … 10枚（200g）
A ┃ ケチャップ … 大さじ2
　┃ 酒 … 大さじ1
　┃ しょうゆ … 大さじ½
　┃ 砂糖 … 小さじ1
　┃ にんにく（すりおろす）… 小さじ½
黒こしょう … 少々
バター … 10g
ごはん … 茶碗2杯分

[作り方]

1. フライパンにバターを溶かし、豚肉を広げて入れて黒こしょうをふり、強めの中火で両面を薄く焼き色がつくまで焼く。
2. 混ぜたAを加えて汁けがなくなるまでからめ、ごはんにのせ、黒こしょう（分量外）をふる。

油揚げとアスパラのみそ汁

[材料] 2人分

油揚げ（熱湯をかけ、縦半分に切って細切り）… ½枚
グリーンアスパラ（下のかたい皮をむき、4cm幅に切る）… 4本
だし汁 … 2カップ
みそ … 大さじ1〜1½

[作り方]

1. 鍋にだし汁、油揚げを入れて火にかけ、煮立ったらふたをして中火で2〜3分煮、アスパラを加えてさらに1分煮る。
2. みそを溶き入れ、煮立つ直前に火を止める。

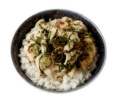

豚しゃぶポン酢あえごはん

[材料] 2人分

豚薄切り肉（しゃぶしゃぶ用）… 200g
A | マヨネーズ、酒 … 各大さじ1
B | 青じそ（せん切り）… 10枚
　| みょうが（小口切り）… 2本
　| ポン酢じょうゆ … 大さじ2
　| 白すりごま … 大さじ1
ごはん … 茶碗2杯分

[作り方]

1. 豚肉は1枚ずつ広げ、混ぜたAを塗り、熱湯に3〜4枚ずつ入れて中火で色が変わるまでゆで、水けをしっかりふく。
2. ボウルに1、Bを入れてあえ、ごはんにのせる。

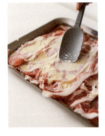

豚肉は1枚ずつ広げ、マヨネーズと酒を混ぜたものを塗る。これで肉のくさみがとれ、しっとりとゆで上がる。

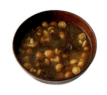

なめこともずくのみそ汁

[材料] 2人分

なめこ … 1袋（100g）
もずく（味つけしていないもの・食べやすく切る）… 50g
だし汁 … 2カップ
みそ … 大さじ1〜1½

[作り方]

1. 鍋にだし汁を入れて火にかけ、煮立ったらみそを溶き入れ、なめこ、もずくを加え、煮立つ直前に火を止める。

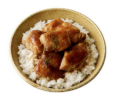

鶏の照り焼きごはん

[材料] 2人分

鶏もも肉（皮つき・4cm角に切る）… 小1枚（250g）
A | しょうゆ、酒 … 各大さじ1
　| 砂糖、みりん、しょうがの絞り汁 … 各大さじ½
サラダ油 … 大さじ½
ごはん … 茶碗2杯分
粉山椒 … 少々

[作り方]

1. フライパンにサラダ油を熱し、鶏肉を皮目から入れ、ヘラで押しつけながら強めの中火でこんがり焼き、裏返して中火で3〜4分焼く。
2. 脂をふき、混ぜた**A**をからめ、ごはんにのせて粉山椒をふる。

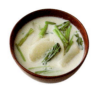

かぶの豆乳汁

[材料] 2人分

かぶ（皮ごと1cm幅のくし形切り）… 2個（160g）
かぶの葉（3cm幅に切る）… ½カップ（40g）
だし汁、豆乳（成分無調整のもの）… 各1カップ
白みそ … 大さじ1½

[作り方]

1. 鍋にだし汁、かぶを入れて火にかけ、煮立ったらふたをして中火で2〜3分煮る。
2. かぶの葉、豆乳を加え、みそを溶き入れ、煮立つ直前に火を止める。

鶏むね肉レモンソテーごはん + キャベツのカレースープ

高たんぱくで疲労回復成分・イミダペプチドを含む鶏むね肉を、レモンバターで味つけ。
スープのグリーンピースと合わせて動物性・植物性のたんぱく質がとれ、吸収が安定します。
キャベツの食物繊維がお通じを改善、ビタミンUが胃の働きを助けてくれます。

⇒作り方は46ページ

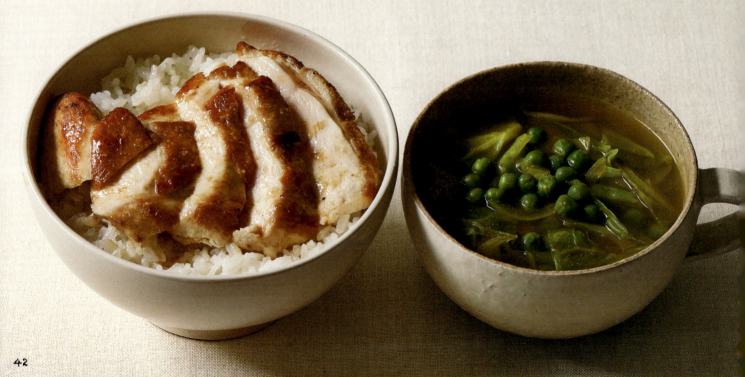

ささみのゆずこしょうあえごはん＋にらと玉ねぎのスープ

鶏肉の中でもっとも高たんぱくのささみは、ノンオイルのレンジ加熱でヘルシーに。
ピリッときかせたゆずこしょうが食欲をそそります。にらどっさりのスープで
β-カロテンと食物繊維を補給、玉ねぎのオリゴ糖が善玉菌を増やし、腸を元気にします。

⇒作り方は47ページ

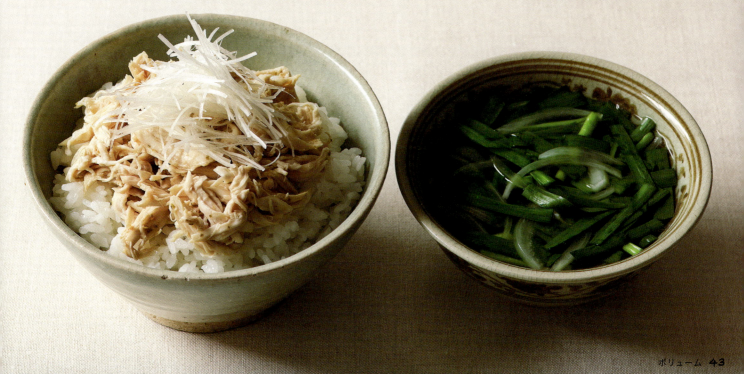

大豆入りそぼろごはん＋コーンとパセリのミルクスープ

エスニック風味のそぼろは、鶏ひき＋大豆で動物・植物性たんぱく質の両方がとれ、
疲れにくいからだに。カルシウム豊富な牛乳のスープが、骨や歯を丈夫にします。
β-カロテンの王様・パセリの最強の抗酸化作用で、アンチエイジング効果も。

⇒作り方は48ページ

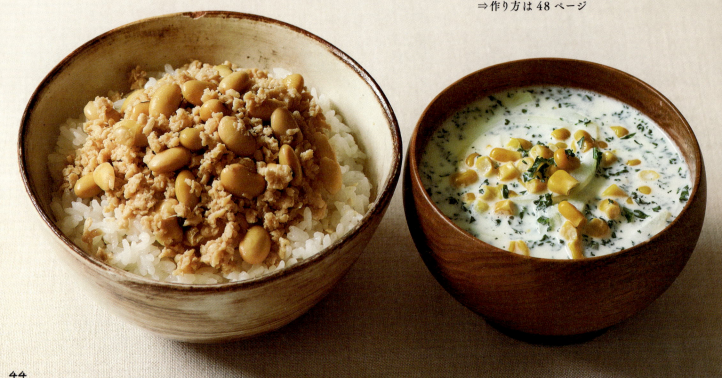

豆腐ステーキ薬念(ヤンニョム)ソースごはん ＋ ズッキーニの卵スープ

豆腐は粉をまぶして5分おくと、よりカリッと。香味野菜入りの韓国だれをかければ、ボリュームも満点です。にらと長ねぎは刻むとアリシンの働きが高まり、疲労回復力がアップ。スープの卵のトリプトファンで不眠を改善、ズッキーニでむくみ予防もできます。

⇒作り方は49ページ

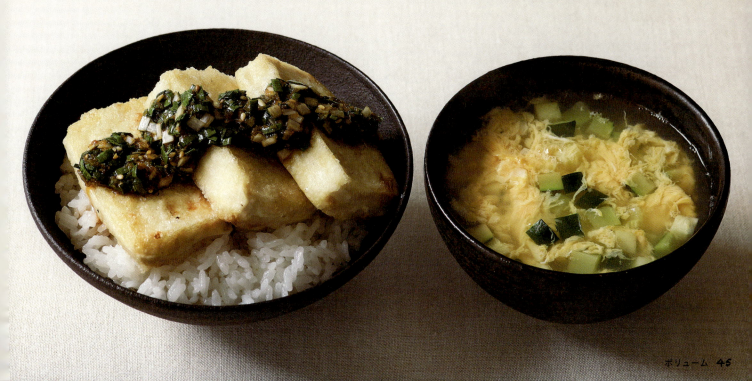

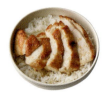

鶏むね肉レモンソテーごはん

[材料] 2人分

鶏むね肉 (皮つき・手でたたいて厚みを均一にし、**A**をすり込む) … 小1枚 (200g)
A | 塩 … 小さじ½
　　　| こしょう … 少々
B | レモン汁 … 大さじ1
　　　| 塩、こしょう … 各少々
バター … 10g
サラダ油 … 大さじ½
ごはん … 茶碗2杯分

[作り方]

1 フライパンにサラダ油を熱し、鶏肉を皮目から入れ、ヘラで押しつけながら強めの中火でこんがり焼き、裏返して中火で3〜4分焼いて取り出す。

2 続けてバターを溶かし、**B**を加えて中火でとろみがつくまで煮詰める。**1**を食べやすく切ってごはんにのせ、これをかける。

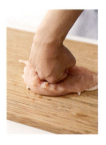

鶏むね肉は身の厚い部分をこぶしでたたき、均一にする。これで火の通りがよくなり、繊維がこわれて食感もやわらかく。

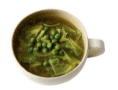

キャベツのカレースープ

[材料] 2人分

A | キャベツ (4cm角に切る) … 3枚
　　　| グリーンピース … ½カップ (50g)
　　　| 玉ねぎ (薄切り) … ¼個
だし汁 … 2カップ
カレー粉 … 小さじ2
塩 … 小さじ⅓

[作り方]

1 鍋にカレー粉を入れて中火にかけて炒め、香りが出たらだし汁、**A**を加え、煮立ったらふたをして中火で10分煮、塩をふる。

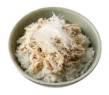

ささみのゆずこしょうあえごはん

[材料] 2人分

鶏ささみ … 4本（200g）
A ┃ 塩 … 少々
　┃ 酒 … 小さじ1
B ┃ しょうゆ … 小さじ1
　┃ ゆずこしょう … 小さじ½
ごはん … 茶碗2杯分
長ねぎ（縦半分に切って芯を除き、3cm長さのせん切りにし、
　　　水にさらして水けをきる） … 6cm

[作り方]

1. 耐熱皿にささみをのせてAをからめ、長ねぎの芯をのせ、ラップをかけて電子レンジで2分30秒加熱し、粗熱がとれたら筋を除いて細かくさく。

2. ボウルにBを入れて混ぜ、1を蒸し汁ごと加えてあえ、ごはんにのせ、長ねぎのせん切りをのせる。

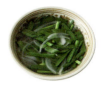

にらと玉ねぎのスープ

[材料] 2人分

にら（4cm幅に切る） … 1束
玉ねぎ（薄切り） … ¼個
だし汁 … 2カップ
塩 … 小さじ¼
こしょう … 少々

[作り方]

1. 鍋にだし汁、玉ねぎを入れて火にかけ、煮立ったらふたをして中火で3〜4分煮、塩、こしょうをふる。

2. にらを加え、火を止める。

ボリューム

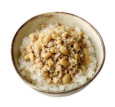

大豆入りそぼろごはん

[材料] 2人分

A ｜ 鶏ひき肉 … 150g
　｜ ゆで大豆 … ½カップ (70g)
　｜ 酒 … 大さじ1
　｜ オイスターソース … 小さじ2
　｜ ナンプラー、にんにく (すりおろす) … 各小さじ1
　｜ しょうゆ、砂糖 … 各小さじ½
ごはん … 茶碗2杯分

[作り方]

1 フライパンにAを入れてよく混ぜ、中火にかけて色が変わって汁けがなくなるまで炒め、ごはんにのせる。

コーンとパセリのミルクスープ

[材料] 2人分

ホールコーン缶 (汁けをきる) … ½カップ (70g)
パセリ (みじん切り) … ½カップ (15g)
玉ねぎ (薄切り) … ¼個
牛乳 … 2カップ
塩 … 小さじ¼
こしょう … 少々

[作り方]

1 鍋に牛乳、コーン、玉ねぎを入れて火にかけ、煮立ったらふたをしないで弱火で2〜3分煮、パセリを加えてさっと煮、塩、こしょうをふる。

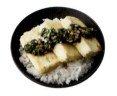

豆腐ステーキ薬念(ヤンニョム)ソースごはん

[材料] 2人分

| 木綿豆腐（水けをふいて2cm幅に切り、片栗粉をまぶす）… 1丁(300g)
| 片栗粉 … 適量
A | にら（小口切り）… 2本
　| 長ねぎ（みじん切り）… 3cm
　| しょうゆ … 大さじ1
　| 酢 … 大さじ½
　| 砂糖、白すりごま … 各小さじ1
　| ごま油、にんにく（すりおろす）… 各小さじ½
サラダ油 … 大さじ½
ごはん … 茶碗2杯分

[作り方]

1. フライパンにサラダ油を熱し、豆腐の両面を中火でこんがり焼く。
2. ごはんに1をのせ、混ぜたAをかける。

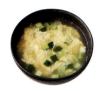

ズッキーニの卵スープ

[材料] 2人分

卵 … 1個
ズッキーニ（1cm角に切る）… ½本
だし汁 … 2カップ
塩 … 小さじ⅓
こしょう … 少々

[作り方]

1. 鍋にだし汁、ズッキーニを入れて火にかけ、煮立ったらふたをして中火で2〜3分煮、塩、こしょうをふる。
2. 溶いた卵を回し入れ、ふんわり浮いたら火を止める。

ボリューム 49

牛焼き肉ごはん ＋ 豆もやしとわかめのスープ

にんにく入りの甘辛みそで炒めた牛肉は、滋養強壮に働き、白いごはんと相性抜群。
たんぱく質豊富な赤身肉が筋肉を増強し、基礎代謝アップ、鉄で冷え性の改善も。
食物繊維どっさりスープは腸内を整え、豆もやしにすることでたんぱく質もとれます。

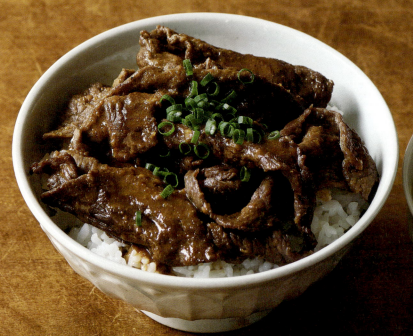
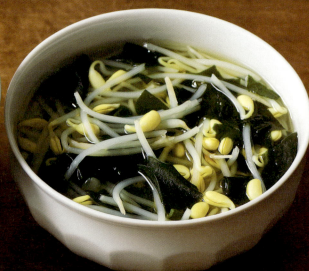

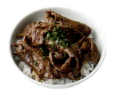

牛焼き肉ごはん

[材料] 2人分

牛切り落とし肉 (混ぜたAをもみ込む) … 200g
A | みそ、しょうゆ、酒、みりん … 各大さじ1
　| ごま油 … 大さじ½
　| にんにく (すりおろす) … 小さじ1
ごはん … 茶碗2杯分
万能ねぎ (小口切り) … 適量

[作り方]

1. フライパンを何もひかずに熱し、牛肉を広げてつけ汁ごと入れ、強めの中火で両面を色が変わるまで焼く。
2. ごはんに 1 、万能ねぎをのせる。

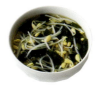

豆もやしとわかめのスープ

[材料] 2人分

豆もやし … 1袋 (200g)
カットわかめ (乾燥・水につけて戻し、水けを絞る) … 大さじ2
A | だし汁 … 2カップ
　| 塩 … 小さじ⅓

[作り方]

1. 鍋にA、もやしを入れて火にかけ、煮立ったらふたをして中火で5分煮、わかめを加えてさっと煮る。

まぐろのにんにくあえごはん ＋ かぼちゃとえのきのみそ汁

赤身のまぐろはにんにくじょうゆでパンチをきかせ、たんぱく質と鉄分を摂取。
ビタミンA・C・E（エース）がそろったみそ汁のかぼちゃは、栄養満点の皮ごと使い、
最強の抗酸化作用でさびないからだに。えのきの食物繊維で、お腹の調子も整います。

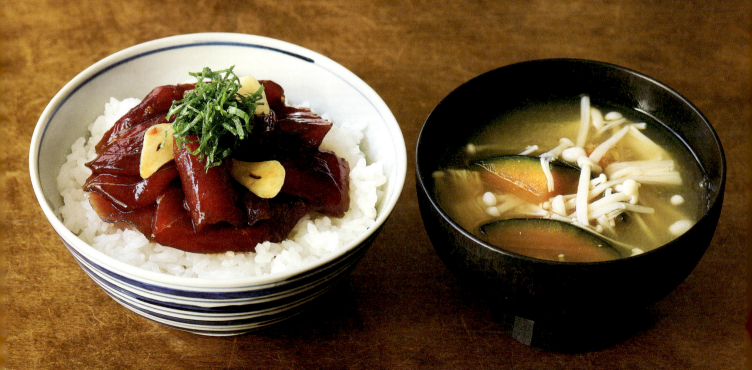

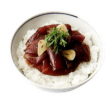

まぐろのにんにくあえごはん

[材料] 2人分

まぐろの刺身 (赤身・薄いそぎ切り) … 小1さく (150g)
A | にんにく (薄切り) … 1かけ
　| しょうゆ … 大さじ1
　| 砂糖、にんにく (すりおろす) … 各小さじ1/3
ごはん … 茶碗2杯分
青じそ (せん切り) … 5枚

[作り方]

1. ボウルにAを入れて混ぜ、まぐろを加えてあえ、10分おく。
2. ごはんに1、青じそをのせる。

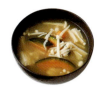

かぼちゃとえのきのみそ汁

[材料] 2人分

かぼちゃ (1cm幅に切る) … 1/10個 (160g)
えのきだけ (長さを半分に切り、ほぐす) … 1袋 (100g)
だし汁 … 2カップ
みそ … 大さじ1〜1 1/2

[作り方]

1. 鍋にだし汁、かぼちゃを入れて火にかけ、煮立ったらふたをして中火で3〜4分煮る。
2. えのきを加え、再び煮立ったらみそを溶き入れ、煮立つ直前に火を止める。

ボリューム　53

ぶりの梅照り焼きごはん + 大根と大根葉のみそ汁

梅味をきかせて照り焼きにしたぶりは、DHA & EPA 豊かで脳を活性化し、血液をサラサラに。
みそ汁の大根のジアスターゼは、熱に弱いので手早く煮るのがよく、消化を助けて胃を元気にします。
β-カロテン、ビタミンCが詰まった大根葉が、免疫力を高めて肌を守ります。

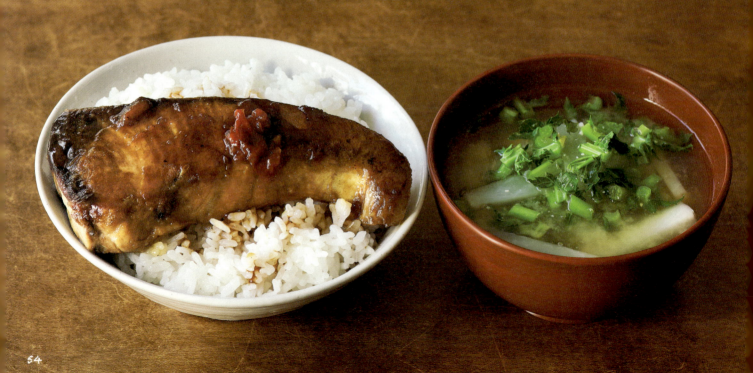

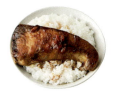

ぶりの梅照り焼きごはん

[材料] 2人分

ぶりの切り身（塩をふって10分おき、水けをふいて
　小麦粉を薄くまぶす）… 2枚（200g）
塩 … 少々
小麦粉 … 適量
A｜梅干し（種を除き、たたく）… 1個
　｜酒、水 … 各大さじ1
　｜みりん … 大さじ½
　｜しょうゆ … 小さじ2
　｜砂糖 … 小さじ1
サラダ油 … 大さじ½
ごはん … 茶碗2杯分

[作り方]

1. フライパンにサラダ油を熱し、ぶりの両面を中火でこんがり2～3分ずつ焼く。
2. 脂をふき、混ぜたAをからめ、ごはんにのせる。

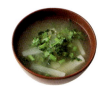

大根と大根葉のみそ汁

[材料] 2人分

大根（短冊切り）… 5cm
大根の葉（小口切り）… 1カップ（80g）
だし汁 … 2カップ
みそ … 大さじ1～1½

[作り方]

1. 鍋にだし汁、大根を入れて火にかけ、煮立ったら大根の葉を加え、ふたをして中火で30秒煮る。
2. みそを溶き入れ、煮立つ直前に火を止める。

ボリューム　55

鮭のカレーみそバターごはん + カリフラワーのスープ

DHA、EPA、アスタキサンチンを含む鮭をみそバターとからめ、コクたっぷりに。
強力な抗酸化作用で老化を防止、ビタミンDがスープの牛乳のカルシウム吸収を高めます。
キャベツの2倍のビタミンCを誇るカリフラワーで、ストレス改善と風邪予防も。

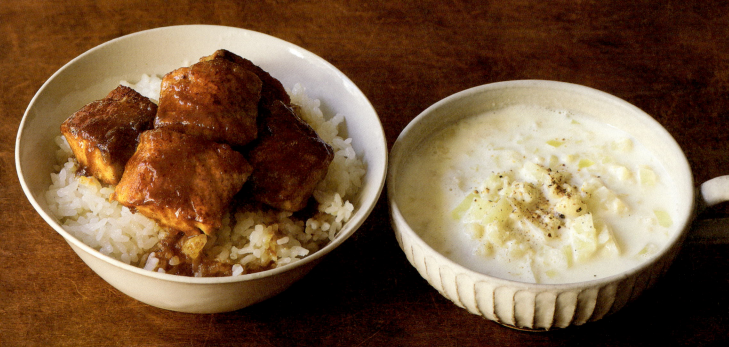

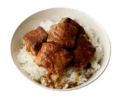

鮭のカレーみそバターごはん

[材料] 2人分

生鮭の切り身（皮と骨を除いて4cm角に切り、塩をふって10分おき、水けをふいてカレー粉をまぶす）… 2枚（200g）
塩 … 少々
カレー粉 … 小さじ1
A｜みそ、白ワイン（または酒）、水 … 各大さじ1
バター … 10g
サラダ油 … 大さじ½
ごはん … 茶碗2杯分

[作り方]

1. フライパンにサラダ油を熱し、鮭を中火で返しながら4～5分焼いて火を通す。
2. バターを加えて溶かし、混ぜたAをからめ、ごはんにのせる。

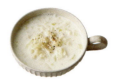

カリフラワーのスープ

[材料] 2人分

カリフラワー（ざく切り）… ½株（正味180g）
玉ねぎ（横に薄切り）… ¼個
だし汁 … ½カップ
牛乳 … 1½カップ
A｜塩 … 小さじ⅓
　　黒こしょう … 少々

[作り方]

1. 鍋にだし汁、カリフラワー、玉ねぎを入れて火にかけ、煮立ったらふたをして中火で7～8分煮る。
2. フォークで粗くつぶして牛乳を加え、再び煮立ったらAをふり、器に盛って黒こしょう（分量外）をふる。

コラム3 のっけごはんと食べたいあえもの

ブロッコリーのごまあえ

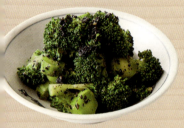

[材料] 2人分

ブロッコリー（小房に分ける）… ½株（180g）
A │ 黒すりごま … 大さじ2
　│ しょうゆ、水 … 各大さじ½
　│ 砂糖 … 小さじ1

[作り方]

1. ブロッコリーは塩少々（分量外）を加えた熱湯で1分〜1分30秒ゆで、湯をきり、混ぜたAであえる。

豆苗のナムル

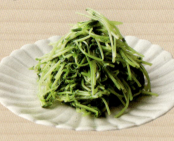

[材料] 2人分

豆苗（長さを半分に切る）… 1袋
A │ ごま油 … 小さじ1
　│ 塩、にんにく（すりおろす）
　│ 　… 各少々

[作り方]

1. 豆苗は塩少々（分量外）を加えた熱湯でさっとゆで、粗熱がとれたら水けを絞り、混ぜたAであえる。

水菜の塩昆布あえ

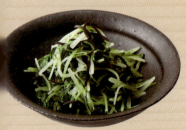

[材料] 2人分

水菜（4cm幅に切る）… 1束（200g）
A │ 塩昆布 … 小さじ2
　│ 酢 … 小さじ1

[作り方]

1. 水菜は塩少々（分量外）を加えた熱湯でさっとゆで、粗熱がとれたら水けを絞り、Aであえる。

小松菜のからしあえ

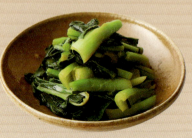

[材料] 2人分

小松菜（4cm幅に切る）… 小1束（200g）
しょうゆ … 小さじ1
A │ しょうゆ、練りがらし、水
　│ 　… 各小さじ1

[作り方]

1. 小松菜は熱湯で1分ゆで、湯をきってしょうゆをまぶし、粗熱がとれたら水けを絞り、混ぜたAであえる。

3
からだ整え
お腹すっキリのっけごはんと汁

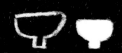

腸を元気にしてくれる、食物繊維豊富な食材をふんだんに使った献立です。
善玉菌を増やして腸内環境を整える「水溶性食物繊維」をより意識しつつ、
多種多様な食品からとるようにすると効果的。たとえばオクラや海藻類などは、
細かくたたいて粘りを出すのが大切。汁もので、水分と一緒にいただくのもコツです。

ツナと切り干し大根ごはん + 豆腐とモロヘイヤのスープ

ツナマヨであえた切り干し大根は、少ない水で戻すと甘みが引き出され、
量が食べられて腸の動きを活発にします。汁に使った栄養価最強の野菜の王様・モロヘイヤは、
ビタミン類のほか水溶性食物繊維量もトップ。ぬめりが腸内をすっきりさせます。

⇒作り方は 66 ページ

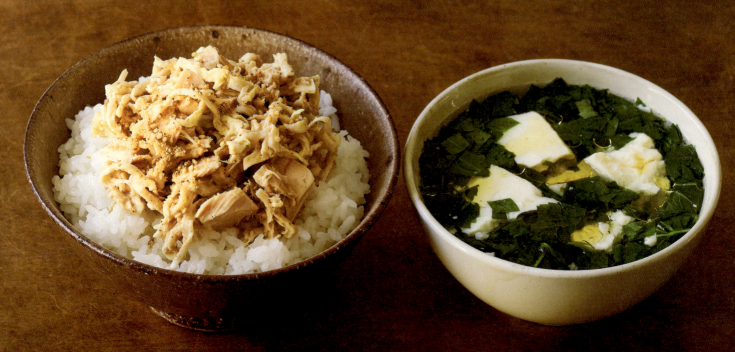

あおさしらすごまごはん + しめじとひよこ豆のスープ

水溶性食物繊維が多いあおさをからいりして香りを立たせ、どっさりのせました。
吸収のいいすりごま、しめじとひよこ豆の不溶性食物繊維、発酵食品の塩麹を合わせた、
腸活お手本献立。スープの肉だしは、ひき肉でたんぱく質を効率よくとれます。

⇒作り方は67ページ

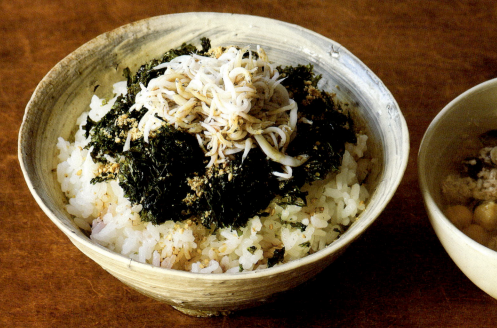
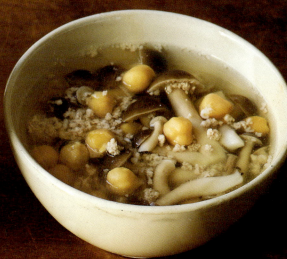

お腹すっきり

高菜ひじきごはん＋チンゲンサイときくらげのみそ汁

食物繊維豊富な発酵食品・高菜漬けに、ちくわのうまみを合わせた整腸ごはん。
ひじきで水溶性、みそ汁のきくらげで不溶性の食物繊維がとれる理想のセットです。
チンゲンサイのβ-カロテン、ビタミンCが肌を健康にし、免疫力も上がります。

⇒作り方は68ページ

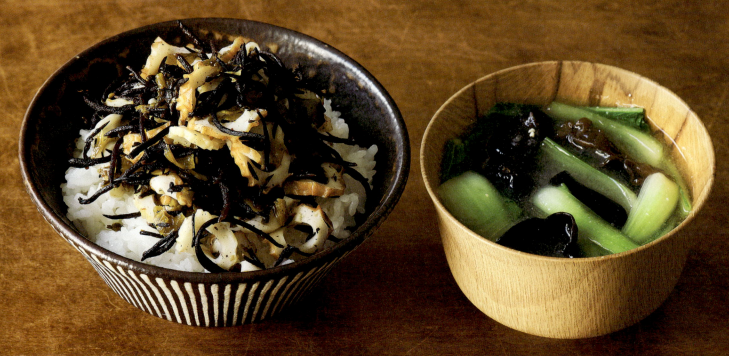

オクラ納豆ごはん＋里いもとまいたけのみそ汁

オクラは水を加え、10分おいて水溶性食物繊維を引き出し、納豆もプラスして栄養価をアップ。
みそ汁の里いもは水洗いせず、ぬめり＝食物繊維を溶け出させ、残さずいただきます。
まいたけに含有量が多いβ-グルカンは、腸活のほかがん抑制効果も期待できます。

⇒作り方は69ページ

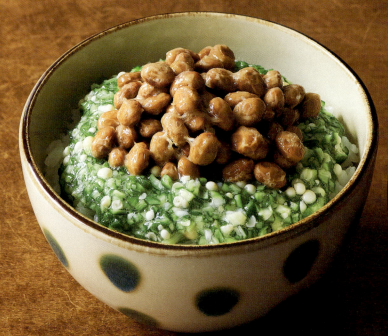
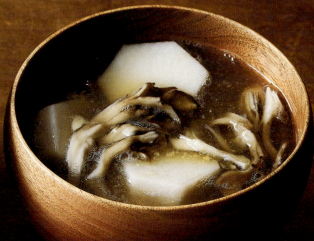

お腹すっきり 63

さば缶ザーサイごはん + たけのことこんにゃくのみそ汁

DHA & EPA たっぷりの脂が、お通じをなめらかにする作用もあるさば缶と、
食物繊維を多く含むザーサイ、吸収のいいすりごま、マスタードの香りが相性抜群。
みそ汁のたけのことこんにゃくのグルコマンナンが腸内を掃除し、老廃物を排出します。

⇒作り方は70ページ

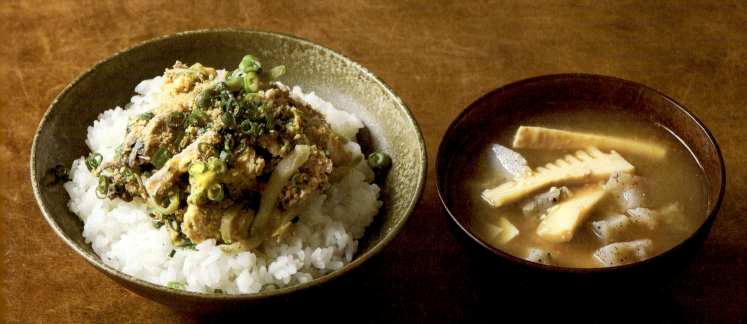

枝豆薬味しょうゆあえごはん + 鶏肉とごぼうのみそ汁

薄皮ごと食べると食物繊維がとれる枝豆を、糖化菌が腸内環境を整える削り節、香味野菜とともにしょうゆであえました。みそ汁には鶏肉を使い、たんぱく質を補給。ごぼうの水溶性＆不溶性食物繊維、腸の善玉菌を活発にするオリゴ糖もしっかり働きます。

⇒作り方は71ページ

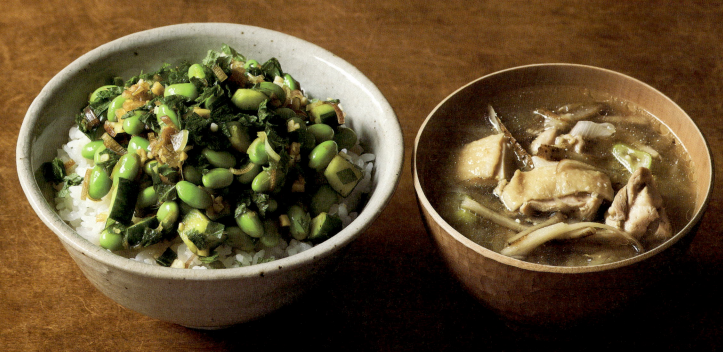

お腹すっきり 65

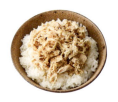

ツナと切り干し大根ごはん

[材料] 2人分

A ツナ缶 (汁けを軽くきる) … 小1缶 (70g)
　切り干し大根 (さっと洗い、水大さじ2に10分つけて戻し、
　　水けをきって3cm幅に切る) … 20g
　マヨネーズ、白すりごま … 各大さじ2
　ポン酢じょうゆ … 大さじ1
ごはん … 茶碗2杯分

[作り方]

1. ボウルにAを入れて混ぜ、ごはんにのせ、白すりごま (分量外) をふる。

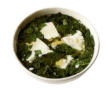

豆腐とモロヘイヤのスープ

[材料] 2人分

木綿豆腐 … ½丁 (150g)
モロヘイヤ (葉を摘み、粗みじん切り) … 1袋 (100g)
だし汁 … 2カップ
塩 … 小さじ⅓〜½
ごま油 … 小さじ1

[作り方]

1. 鍋にだし汁、豆腐を大きめにちぎって入れて火にかけ、煮立ったらモロヘイヤを加え、再び煮立ったら塩をふる。
2. 器に盛り、ごま油を回しかける。

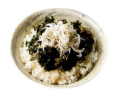

あおさしらすごまごはん

[材料] 2人分

あおさ（乾燥・フライパンでからいりする）… ½ カップ (10g)
しらす … 大さじ3
白すりごま … 大さじ2
しょうゆ … 小さじ2
ごはん … 茶碗2杯分

[作り方]

1. ごはんにあおさ（軽くくずして）、すりごま、しらすをのせ、しょうゆを回しかける。

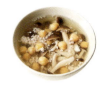

しめじとひよこ豆のスープ

[材料] 2人分

しめじ（ほぐす）… 1 パック (100g)
ひよこ豆（水煮）… ½ カップ (70g)
A 豚ひき肉 … 100g
   白ワイン（または酒）… 大さじ2
水 … 2½ カップ
塩麹 … 小さじ2
こしょう … 少々

[作り方]

1. 鍋にAを入れてよく混ぜ、中火にかけてパラパラになるまで炒め、水を加えて煮立ったらアクをとり、ふたをしないで弱火で2～3分煮る。
2. しめじ、ひよこ豆を加え、ふたをしないで中火で3～4分煮、塩麹、こしょうを加える。

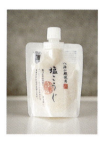

塩麹は、米麹と塩、水を発酵させたもので、やさしい塩味が特徴。肉や魚にもみ込むと、うまみが引き出されてやわらかくなる。塩がわりにあえものに使っても。

お腹すっきり

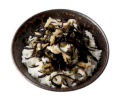

高菜ひじきごはん

[材料] 2人分

A 高菜漬け (みじん切り) … 大さじ3 (40g)
　芽ひじき (乾燥・水につけて戻す) … 大さじ2
　ちくわ (小口切り) … 2本
　ごま油 … 小さじ1
ごはん … 茶碗2杯分

[作り方]

1. ひじきは熱湯で2分ゆで、湯をきり、残りのAとともにボウルに入れて混ぜ、ごはんにのせる。

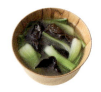

チンゲンサイときくらげのみそ汁

[材料] 2人分

チンゲンサイ (4cm長さに切り、茎は縦4等分に切る) … 小2株
きくらげ (乾燥・水につけて戻し、大きいものはちぎる) … 大さじ2 (10g)
だし汁 … 2カップ
みそ … 大さじ1〜1½

[作り方]

1. 鍋にだし汁、チンゲンサイ、きくらげを入れて火にかけ、煮立ったらふたをして中火で2〜3分煮る。
2. みそを溶き入れ、煮立つ直前に火を止める。

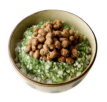

オクラ納豆ごはん

[材料] 2人分

オクラ (ガクをむく) … 10本
A｜塩麹 (p67参照) … 小さじ2
　｜水 … 大さじ4
納豆 … 2パック (80g)
ごはん … 茶碗2杯分

[作り方]

1. オクラは熱湯でさっとゆで、みじん切りにし、Aとともにボウルに入れて混ぜ、10分おく。
2. ごはんに1、納豆をのせる。

＊好みでしょうゆをかけて食べる

里いもとまいたけのみそ汁

[材料] 2人分

里いも (3等分の輪切り) … 4個 (200g)
まいたけ (ほぐす) … 1/2パック (50g)
だし汁 … 2カップ
みそ … 大さじ1〜1 1/2

[作り方]

1. 鍋にだし汁、里いもを入れて火にかけ、煮立ったらふたをして中火で5〜6分煮、まいたけを加えてさらに2〜3分煮る。
2. みそを溶き入れ、煮立つ直前に火を止める。

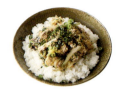

さば缶ザーサイごはん

[材料] 2人分

A ┃ さば水煮缶 (汁けを軽くきり、汁はみそ汁に使う) … 1缶 (180g)
　┃ 味つきザーサイ (びん詰・細切り) … 1/5 びん (20g)
　┃ 万能ねぎ (小口切り) … 3本
　┃ 白すりごま … 大さじ2
　┃ フレンチマスタード … 小さじ2
ごはん … 茶碗2杯分

[作り方]

1. ボウルにAを入れて混ぜ、ごはんにのせる。

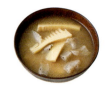

たけのことこんにゃくのみそ汁

[材料] 2人分

ゆでたけのこ (縦に薄切り) … 小 1/2 本 (75g)
こんにゃく (小さめにちぎり、さっとゆでる) … 1/2 枚 (100g)
だし汁 … 2カップ
さば水煮缶の缶汁 (左参照) … 適量
みそ … 大さじ1～1 1/2

[作り方]

1. 鍋にだし汁、さば缶の缶汁、たけのこ、こんにゃくを入れて火にかけ、煮立ったらふたをしないで中火で3～4分煮る。
2. みそを溶き入れ、煮立つ直前に火を止める。

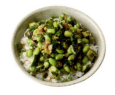

枝豆薬味しょうゆあえごはん

[材料] 2人分

A　枝豆（ゆでてさやから出したもの）… 3/4 カップ（120g）
　　きゅうり（縦4等分に切り、1cm幅に切る）… 1/2 本
　　青じそ（粗みじん切り）… 10 枚
　　しょうが（皮ごと粗みじん切り）… 1 かけ
　　みょうが（粗みじん切り）… 2 本
　　削り節 … 1袋（2g）
B　しょうゆ … 大さじ1
　　みりん … 小さじ1
　　塩 … 少々
ごはん … 茶碗2杯分

[作り方]

1　耐熱容器にBを入れ、ラップをかけずに電子レンジで20秒加熱する。

2　ボウルにA、1を入れてあえ、5分おき、ごはんにのせる。

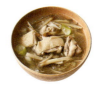

鶏肉とごぼうのみそ汁

[材料] 2人分

A　鶏もも肉（皮つき・3cm角に切る）… 小 1/2 枚（125g）
　　酒 … 大さじ1
ごぼう（皮ごとささがき）… 1/2 本（75g）
長ねぎ（5mm幅の斜め切り）… 1/3 本
だし汁 … 2カップ
みそ … 大さじ1〜1 1/2

[作り方]

1　鍋にAを入れて中火にかけて炒め、色が変わったらだし汁、ごぼうを加え、煮立ったらアクをとり、ふたをして弱火で10分煮る。

2　長ねぎを加え、みそを溶き入れ、煮立つ直前に火を止める。

エシャレットおかかごはん + 里いもとれんこんの豚汁

水溶性食物繊維を多量に含むエシャレットを、腸の善玉菌を活発にする削り節、
いりごまとあえて、ごはんがすすむ味に。みそ汁は里いも&れんこんの腸活コンビに、
豚肉のコクをプラス。エシャレットとひき肉でたんぱく質の吸収がスムーズ、体力増強にもなります。

⇒作り方は76ページ

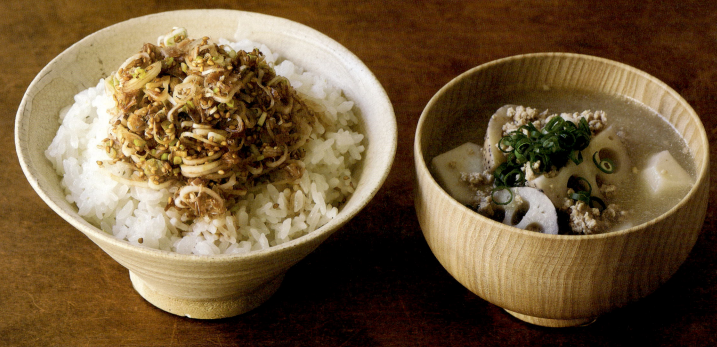

きのこ卵炒めごはん＋ブロッコリーとさつまいものみそ汁

まいたけの豊富な食物繊維に、塩麹を加えることでとろりと仕上がる卵をからめた、ボリューミーなひと皿。みそ汁は、さつまいもの不溶性食物繊維が腸を刺激して便秘改善、ブロッコリーのビタミンC＆スルフォラファンで、免疫力も強化されます。

⇒作り方は77ページ

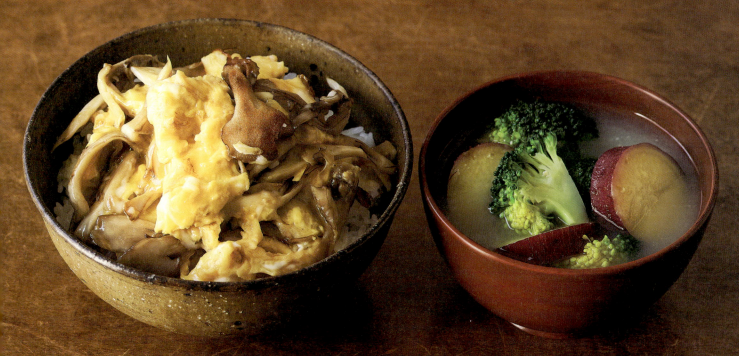

ししとうじゃこ炒めごはん＋厚揚げとモロヘイヤのみそ汁

ビタミンC豊かなししとうをじゃこと香ばしく炒め、ほんのり甘めに味つけ。
みそ汁の厚揚げのカルシウムは、じゃこのビタミンDで吸収率がアップします。
栄養価最強のモロヘイヤの水溶性食物繊維は、刻んでぬめりを出すとより腸が元気に。

⇒作り方は78ページ

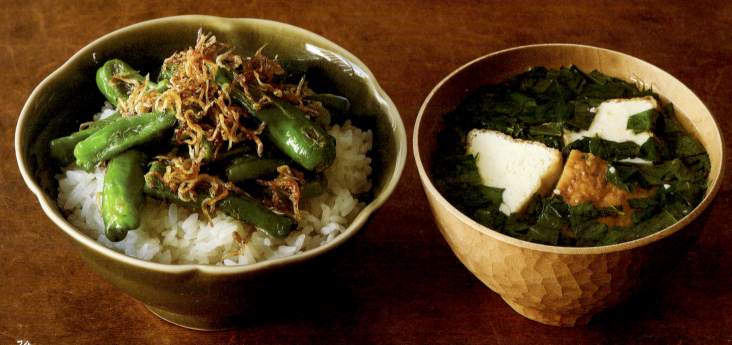

豚肉切り干しソース炒めごはん + グリーンピースのスープ

生の15倍もの食物繊維をもつ切り干し大根は、細切りの豚肉とソース味で炒め、食べごたえたっぷりに。スープは薄皮に食物繊維が詰まっているグリーンピースと、オリゴ糖の働きで腸の善玉菌を増やす玉ねぎを使い、お腹の調子を整えます。

⇒作り方は79ページ

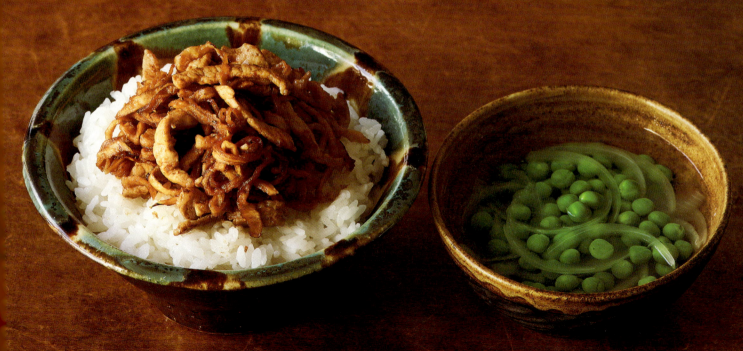

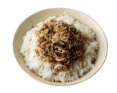

エシャレットおかかごはん

[材料] 2人分

A｜エシャレット（小口切りにし、水にさらして水けをしっかりきる） … 5本
　｜削り節 … 2袋（4g）
　｜金いりごま（または白いりごま） … 大さじ2
　｜しょうゆ … 小さじ2
　｜酢 … 小さじ1
ごはん … 茶碗2杯分

[作り方]

1. ボウルにAを入れて混ぜ、ごはんにのせる。

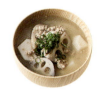

里いもとれんこんの豚汁

[材料] 2人分

里いも（3等分の輪切り） … 3個（150g）
れんこん（皮ごと1cm幅の半月切り） … 小1節（100g）
A｜豚ひき肉 … 150g
　｜酒 … 大さじ2
水 … 2½カップ
みそ … 大さじ1〜1½
万能ねぎ（小口切り） … 適量

[作り方]

1. 鍋にAを入れてよく混ぜ、中火にかけてパラパラになるまで炒め、水、里いも、れんこんを加えて煮立ったらアクをとり、ふたをしないで弱火で15分煮る。

2. みそを溶き入れ、煮立つ直前に火を止め、器に盛って万能ねぎをのせる。

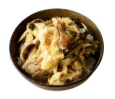

きのこ卵炒めごはん

[材料] 2人分

まいたけ（ほぐす）… 1パック（100g）
A｜ 卵 … 3個
　｜ 塩麹（p67参照）… 大さじ½
塩 … 少々
ごま油 … 小さじ2
ごはん … 茶碗2杯分

[作り方]

1. フライパンにごま油を熱し、まいたけを中火で炒め、薄く焼き色がついたら塩をふり、混ぜたAを加えて大きくさっと混ぜて火を止める。
2. ごはんに1をのせる。

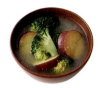

ブロッコリーとさつまいものみそ汁

[材料] 2人分

ブロッコリー（小房に分ける）… ⅓株（120g）
さつまいも（皮ごと1.5cm幅の輪切りにし、水にさらす）… ½本（100g）
だし汁 … 2カップ
みそ … 大さじ1〜1½

[作り方]

1. 鍋にだし汁、さつまいもを入れて火にかけ、煮立ったらふたをして中火で7〜8分煮、ブロッコリーを加えてさらに1分煮る。
2. みそを溶き入れ、煮立つ直前に火を止める。

お腹すっきり　77

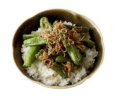

ししとうじゃこ炒めごはん

[材料] 2人分

ししとう（ヘタを除く）… 30本
ちりめんじゃこ … 大さじ3
A│ みりん … 大さじ½
　│ 塩 … 小さじ⅓
サラダ油 … 大さじ½
ごはん … 茶碗2杯分

[作り方]

1 フライパンにサラダ油を熱し、ししとう、じゃこを中火で炒め、薄く焼き色がついたら**A**をからめ、ごはんにのせる。

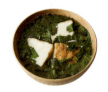

厚揚げとモロヘイヤのみそ汁

[材料] 2人分

厚揚げ（水けをふき、1cm幅のひと口大に切る）… 小1枚（150g）
モロヘイヤ（葉を摘み、粗みじん切り）… 1袋（100g）
だし汁 … 2カップ
みそ … 大さじ1〜1½

[作り方]

1 鍋にだし汁、厚揚げを入れて火にかけ、煮立ったらみそを溶き入れ、モロヘイヤを加えて煮立つ直前に火を止める。

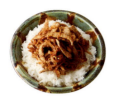

豚肉切り干しソース炒めごはん

[材料] 2人分

豚薄切り肉 (長さを半分に切り、横1cm幅に切る) … 8枚 (150g)
切り干し大根 (さっと洗い、水大さじ2に10分つけて戻し、
　水けをきって食べやすく切る) … 20g
A ｜ 中濃ソース … 大さじ2
　｜ 酒 … 大さじ1
こしょう … 少々
サラダ油 … 大さじ½
ごはん … 茶碗2杯分

[作り方]

1 フライパンにサラダ油を熱し、豚肉を強めの中火で炒め、薄く焼き色がついたらこしょうをふり、切り干し大根を加えて油が回るまで炒める。

2 Aを加えてなじむまで炒め、ごはんにのせる。

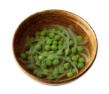

グリーンピースのスープ

[材料] 2人分

グリーンピース (冷凍) … 1カップ (100g)
玉ねぎ (薄切り) … ¼個
だし汁 … 2カップ
塩 … 小さじ⅓〜½
こしょう … 少々

[作り方]

1 鍋にだし汁、グリーンピース、玉ねぎを入れて火にかけ、煮立ったらふたをして弱火で10分煮、塩、こしょうをふる。

お腹すっきり　79

鶏ひきとオクラのカレー炒めごはん + ひよこ豆のスープ

スパイシーなカレーそぼろに入れたオクラは、小さく刻みつつ炒める時に水を加え、さらにぬめり＝水溶性食物繊維を出すのがコツ。豆類中でも食物繊維が多いひよこ豆をスープに使った優秀腸活セット。トマトのリコピンの抗酸化作用で、美肌作りもできます。

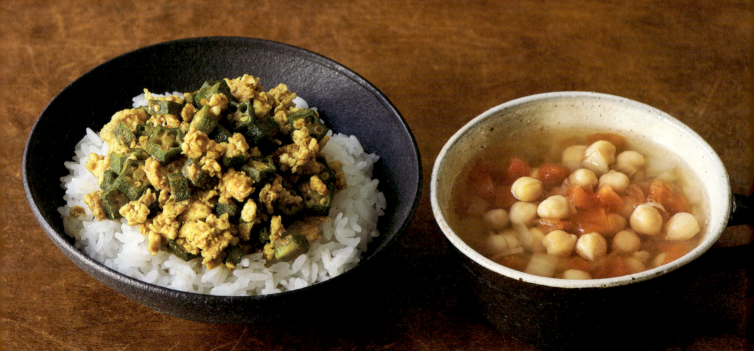

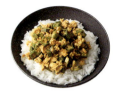

鶏ひきとオクラのカレー炒めごはん

[材料] 2人分

鶏ひき肉（Aを混ぜる）… 150g
A｜白ワイン（または酒）… 大さじ1
　｜にんにく、しょうが（すりおろす）… 各小さじ1
オクラ（ガクをむき、1cm幅の小口切り）… 10本
水 … 大さじ3
B｜ケチャップ … 大さじ1
　｜カレー粉 … 小さじ2
　｜塩 … 小さじ1/2
バター … 10g
ごはん … 茶碗2杯分

[作り方]

1. フライパンにバターを溶かし、ひき肉を中火でパラパラになるまで炒め、オクラ、水を加えてなじむまで炒める。
2. Bをからめ、ごはんにのせる。

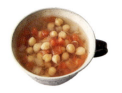

ひよこ豆のスープ

[材料] 2人分

A｜ひよこ豆（水煮）… 1カップ（140g）
　｜トマト（1cm角に切る）… 1個
　｜玉ねぎ（1cm角に切る）… 1/4個
だし汁 … 2カップ
塩 … 小さじ1/3
こしょう … 少々

[作り方]

1. 鍋にだし汁、Aを入れて火にかけ、煮立ったらふたをして弱火で10分煮、塩、こしょうをふる。

お腹すっきり 81

合びきとパセリのレモン炒めごはん + コーンのスープ

レモンバター風味の洋風そぼろには、β-カロテン含有量トップクラスで食物繊維はもちろん、ビタミンC、カルシウム、鉄も豊富な秀逸食材・パセリをどっさりと。スープのコーンとセロリの不溶性食物繊維が腸を刺激、汁と一緒に食べることで、お通じをスムーズにします。

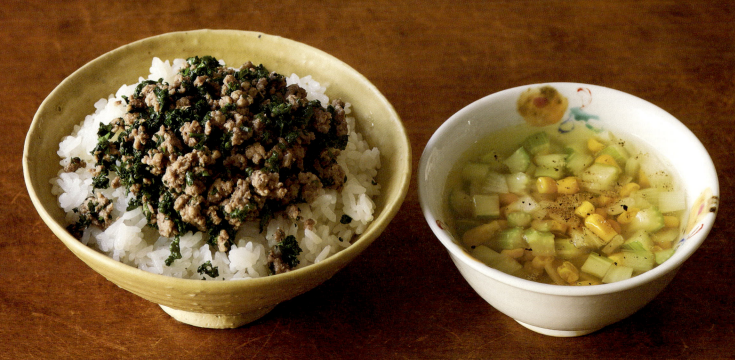

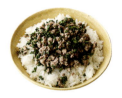

合びきとパセリのレモン炒めごはん

[材料] 2人分

　合びき肉 … 150g
　白ワイン（または酒）… 大さじ1
パセリ（みじん切り）… 1カップ（30g）
A　レモン汁 … 大さじ2
　　塩 … 小さじ1/2
　　こしょう … 少々
　　バター … 10g
ごはん … 茶碗2杯分

[作り方]

1. フライパンにひき肉、白ワインを入れてよく混ぜ、中火にかけてパラパラになるまで炒め、パセリ、Aを加えてさっと炒める。

2. ごはんに1をのせる。

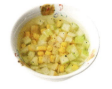

コーンのスープ

[材料] 2人分

A　ホールコーン缶（汁けをきる）… 1/2カップ（70g）
　　セロリ（1cm角に切る）… 1/2本
　　玉ねぎ（1cm角に切る）… 1/4個
だし汁 … 2カップ
塩 … 小さじ1/3
黒こしょう … 少々

[作り方]

1. 鍋にだし汁、Aを入れて火にかけ、煮立ったらふたをして弱火で10分煮、塩、黒こしょうをふる。

2. 器に盛り、黒こしょう（分量外）をふる。

お腹すっきり

コラム 4

のっけごはんに添えたいサラダ

パプリカの玉ねぎドレッシング

[材料] 2人分

パプリカ（赤、黄・横に薄切り）… 各1個
A ┃ 玉ねぎ（すりおろす）… 小さじ1
　┃ 白ワインビネガー（または酢）… 大さじ½
B ┃ 塩、黒こしょう … 各少々
　┃ オリーブ油 … 大さじ½

[作り方]

1. ボウルにAを合わせて5分おき、Bを混ぜ、パプリカを加えてあえる。器に盛り、黒こしょう（分量外）をふる。

かぼちゃのカレーマヨサラダ

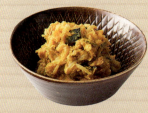

[材料] 2人分

かぼちゃ（2cm角に切る）… ⅛個（200g）
玉ねぎ（薄切り）… ¼個
A ┃ マヨネーズ、プレーンヨーグルト
　┃ 　… 各大さじ1
　┃ カレー粉 … 小さじ½
　┃ 塩 … 小さじ¼

[作り方]

1. 耐熱ボウルにかぼちゃ、玉ねぎを入れ、ラップをかけて電子レンジで5分加熱し、2分おいて水けをふく。Aを加え、かぼちゃを軽くつぶしながらあえる。

粒マスタードコールスロー

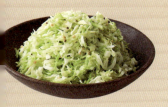

[材料] 2人分

キャベツ（横に細切り）… 6枚（300g）
玉ねぎ（薄切り）… ¼個
塩 … 小さじ⅔
A ┃ マヨネーズ、白ワインビネガー
　┃ 　（または酢）… 各大さじ½
　┃ 粒マスタード、オリーブ油
　┃ 　… 各小さじ1

[作り方]

1. キャベツ、玉ねぎは塩をふり、しんなりしたら水けを絞り、混ぜたAであえる。

クミンキャロットラペ

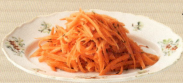

[材料] 2人分

にんじん（皮ごとスライサーで細切り）
　… 1本（120g）
塩 … 小さじ¼
A ┃ 白ワインビネガー（または酢）
　┃ 　… 小さじ2
　┃ クミンシード（からいりする）
　┃ 　… 小さじ½
　┃ こしょう … 少々

[作り方]

1. にんじんは塩をふり、しんなりしたら水けをきり、Aであえる。

4

からだ整え
つまみのっけごはんと汁

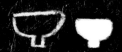

ごはんにのせた具をそのまま食べれば、おつまみにもなるようなごはんです。
汁ものは、飲んだあとのシメにもぴったり。ごはんはお酒から胃壁を守るので、
しっかり食べることで、悪酔いや二日酔い防止に。魚のDHA、EPA、カルシウムが
十分にとれるだけでなく、ビタミン類や食物繊維も網羅した献立です。

まぐろの漬けわさびごはん + 焼きねぎのみそ汁

幸せホルモン・セロトニンの材料となるトリプトファンを多く含み、精神を安定させ、DHA&EPAが脳や血管を元気にするまぐろを、わさびをきかせて漬けにしました。みそ汁は、香ばしく焼いた長ねぎの甘みが絶品。アリシンが血行を促進し、冷え性を改善します。

⇒作り方は90ページ

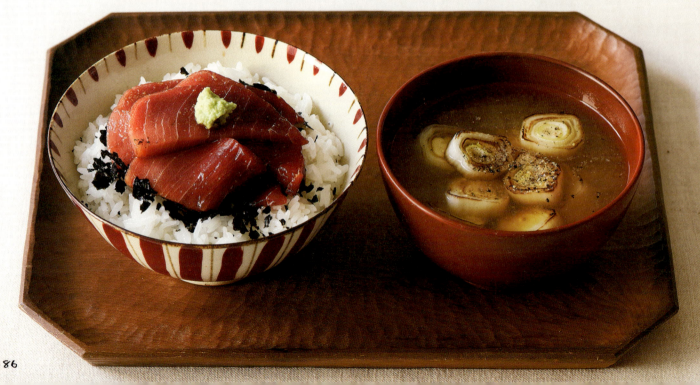

ちくわのわさび漬けあえごはん＋なめことみつばのみそ汁

低脂質で高たんぱくなちくわを使い、ピリッと辛いわさび漬けであえてパンチのある味に。
みそ汁のなめこの水溶性食物繊維が腸内環境を整え、栄養の吸収率を上げます。
β-カロテン豊富で安眠を促すみつばの香りには、食欲増進作用もあります。

⇒作り方は91ページ

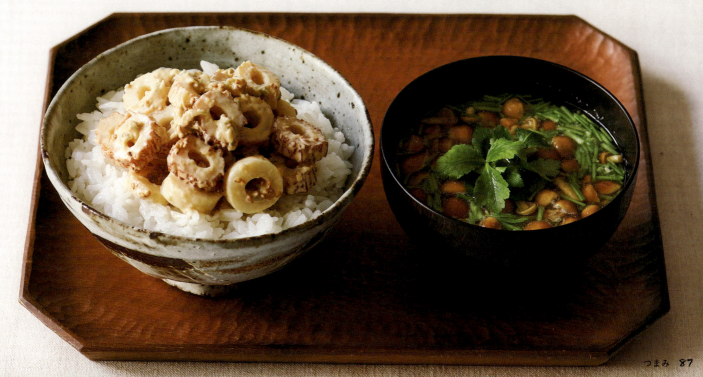

味玉ごはん + じゃがいもとコーンのみそ汁

削り節、玉ねぎとともに漬けた味玉は、とろっと半熟に仕上げて濃厚なうまみに。
漬けだれごとごはんにのせた、高たんぱくなひと皿です。みそバター風味の汁ものは、
コーンで食物繊維、じゃがいもでビタミンCを補給、腸活＆肌の悩みに効果的です。

⇒作り方は 92 ページ

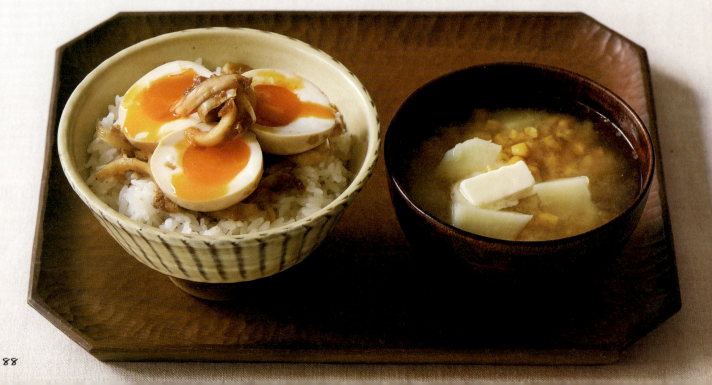

ししゃも万能ねぎごはん + 油揚げとほうれんそうのみそ汁

骨ごと食べられてカルシウム豊かなししゃもは、レモンであえた万能ねぎと合わせることで
クエン酸が吸収を促進。みそ汁のほうれんそうのビタミン類と鉄で、美肌と貧血対策も。
油揚げの大豆イソフラボン＆カルシウムが、髪や骨を元気にしてくれます。

⇒作り方は93ページ

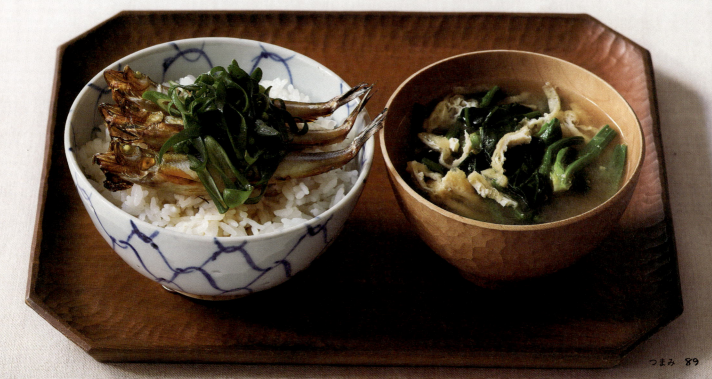

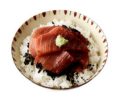

まぐろの漬けわさびごはん

[材料] 2人分

まぐろの刺身 (中トロ・薄いそぎ切り) … 小1さく (150g)
A | しょうゆ … 大さじ1½
　| 酒、みりん … 各大さじ½
おろしわさび … 小さじ1
焼きのり (細かくちぎる) … 全形½枚
ごはん … 茶碗2杯分

[作り方]

1. 耐熱ボウルにAを入れ、ラップをかけずに電子レンジで30秒加熱し、冷めたらわさび、まぐろを加えてあえ、10分おく。

2. ごはんにのり、1、おろしわさび (分量外) をのせる。

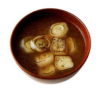

焼きねぎのみそ汁

[材料] 2人分

長ねぎ (1cm幅の小口切り) … ½本
だし汁 … 2カップ
みそ … 大さじ1〜1½
黒こしょう … 少々

[作り方]

1. 鍋を何もひかずに熱し、長ねぎの断面を上にして入れ、強めの中火で両面をこんがり焼く。

2. だし汁を加え、煮立ったらみそを溶き入れ、煮立つ直前に火を止める。器に盛り、黒こしょうをふる。

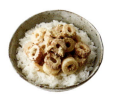

ちくわのわさび漬けあえごはん

[材料] 2人分

ちくわ (5mm幅の小口切り) … 3本
A ｜ 市販のわさび漬け、マヨネーズ … 各大さじ1
　｜ しょうゆ、金いりごま (または白いりごま) … 各小さじ1
ごはん … 茶碗2杯分

[作り方]

1. ボウルにAを入れて混ぜ、ちくわを加えてあえ、ごはんにのせる。

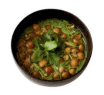

なめことみつばのみそ汁

[材料] 2人分

なめこ … 1袋 (100g)
みつば (葉を少し取り分け、残りは1cm幅に切る) … ½袋 (20g)
だし汁 … 2カップ
みそ … 大さじ1～1½

[作り方]

1. 鍋にだし汁を入れて火にかけ、煮立ったらみそを溶き入れ、なめこ、みつばを加えて煮立つ直前に火を止める。
2. 器に盛り、みつばの葉をのせる。

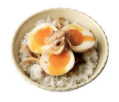

味玉ごはん

[材料] 2人分

卵（室温に戻し、熱湯に入れて5分ゆで、冷水にとって殻をむく）… 3個
玉ねぎ（薄切り）… 1/6個
A │ しょうゆ、みりん … 各大さじ1
  │ 水 … 大さじ2
削り節 … 2袋（4g）
ごはん … 茶碗2杯分

[作り方]

1. 小鍋にAを入れて煮立たせ、削り節を加えて火を止め、ゆで卵、玉ねぎとともにポリ袋に入れる。空気を抜いて口を結び、冷蔵室でひと晩〜2日おく。
2. ごはんに1の玉ねぎと削り節、縦半分に切った卵をのせる。

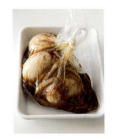

ゆで卵はたれ、玉ねぎとともにポリ袋で密閉し、冷蔵室でひと晩おく。2日おくとよりおいしい。殻の上下をたたき、割れめからそっとむくといい。

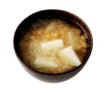

じゃがいもとコーンのみそ汁

[材料] 2人分

じゃがいも（1cm幅のいちょう切りにし、さっと洗う）… 1個（120g）
ホールコーン缶（汁けをきる）… 1/2カップ（70g）
だし汁 … 2カップ
みそ … 大さじ1〜1 1/2
バター … 10g

[作り方]

1. 鍋にだし汁、じゃがいも、コーンを入れて火にかけ、煮立ったらふたをして中火で5〜6分煮る。
2. みそを溶き入れ、煮立つ直前に火を止め、器に盛ってバターをのせる。

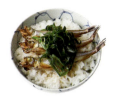

ししゃも万能ねぎごはん

[材料] 2人分

ししゃも … 6尾
酒 … 小さじ1
A　万能ねぎ (斜め薄切りにし、水にさらして水けをしっかりきる) … 4本
　　レモン汁 … 大さじ1
　　しょうゆ、ごま油 … 各小さじ1
ごはん … 茶碗2杯分

[作り方]

1. ししゃもは酒をふり、魚焼きグリルでこんがり6～7分焼く。
2. ごはんに1、混ぜたAをのせる。

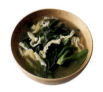

油揚げとほうれんそうのみそ汁

[材料] 2人分

油揚げ (熱湯をかけ、縦半分に切って細切り) … ½枚
ほうれんそう (さっとゆで、水にとって4cm幅に切る) … 小1束 (150g)
だし汁 … 2カップ
みそ … 大さじ1～1½

[作り方]

1. 鍋にだし汁、油揚げを入れて火にかけ、煮立ったらふたをして中火で2分煮る。
2. ほうれんそうを加え、再び煮立ったらみそを溶き入れ、煮立つ直前に火を止める。

塩さばの玉ねぎマリネごはん + 里いもとせりのみそ汁

含有量トップクラスのさばのDHA、EPAが、玉ねぎとともにレモンでマリネすることで、血流をよくして悪玉コレステロール値を下げ、脳を活性化。みそ汁の里いもの食物繊維、せりのβ-カロテンとビタミンCが、美肌と老化防止に働きかけます。

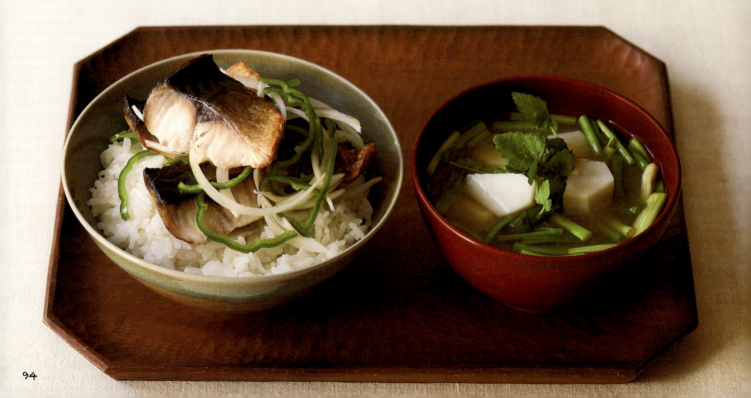

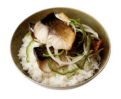

塩さばの玉ねぎマリネごはん

[材料] 2人分

塩さば（三枚おろし・8等分のそぎ切り）… 1尾分（200g）
A | 白ワイン（または酒）… 大さじ1
　| こしょう … 少々
B | 玉ねぎ（横に薄切り）… ¼個
　| ピーマン（横に細切り）… 1個
　| レモン汁 … 大さじ2
　| 塩 … 少々
ごはん … 茶碗2杯分

[作り方]

1. さばにAをふり、魚焼きグリルでこんがり7～8分焼く。
2. ボウルにBを入れて混ぜ、5分おき、1を加えてあえ、ごはんにのせる。

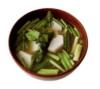

里いもとせりのみそ汁

[材料] 2人分

里いも（縦4等分に切り、長さを半分に切る）… 2個（100g）
せり（葉を少し取り分け、残りは4cm幅に切る）… 1束（100g）
だし汁 … 2カップ
みそ … 大さじ1～1½

[作り方]

1. 鍋にだし汁、里いもを入れて火にかけ、煮立ったらふたをして中火で7～8分煮る。
2. せりを加え、みそを溶き入れ、煮立つ直前に火を止める。器に盛り、せりの葉をのせる。

いぶりがっこクリームチーズごはん + 牛肉と大根のスープ

発酵食品のいぶりがっこに、腸の善玉菌を活発にする削り節を合わせ、クリームチーズであえた腸活ごはん。スープの大根のカリウムが、ごはんの具の塩分を排出してむくみを予防。牛肉のたんぱく質が筋肉や骨の形成に役立ち、豊富な鉄は貧血や冷え性にも作用します。

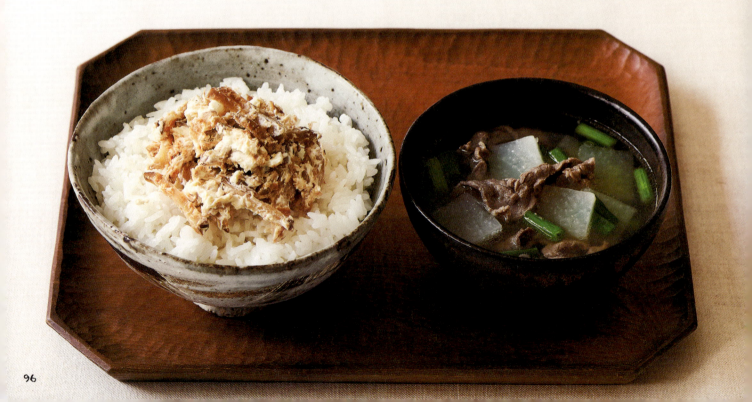

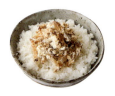

いぶりがっこクリームチーズごはん

[材料] 2人分

いぶりがっこ（細切り）… 40g
クリームチーズ … 大さじ3（45g）
削り節 … 1袋（2g）
しょうゆ … 小さじ½
ごはん … 茶碗2杯分

[作り方]

1. ボウルにクリームチーズを入れてやわらかく練り、いぶりがっこ、削り節、しょうゆを加えて混ぜ、ごはんにのせる。

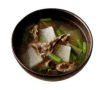

牛肉と大根のスープ

[材料] 2人分

牛切り落とし肉（4cm幅に切る）… 150g
A ｜ 酒、みりん … 各大さじ½
　｜ ごま油 … 小さじ1
　｜ 塩、しょうゆ、にんにく（すりおろす）… 各小さじ½
大根（2.5cm角×5mm幅に切る）… 5cm
万能ねぎ（2cm幅に切る）… 2本
だし汁 … 2カップ

[作り方]

1. 鍋に牛肉、Aを入れて中火にかけて炒め、肉の色が変わったらだし汁、大根を加え、煮立ったらアクをとり、ふたをして弱火で15分煮る。
2. 万能ねぎを加え、火を止める。

のっけごはんと食べたいきのこと海藻のおかず

きのこのおかかあえ

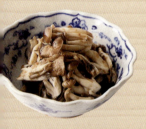

[材料] 2人分

しめじ、まいたけ（ほぐす）
　…各1パック（合計200g）
A ｜ 塩 … 小さじ1
　　｜ 水 … ¾カップ
削り節 … 1袋（2g）

[作り方]

1. 鍋にAを煮立たせ、きのこを加えて20秒ゆで、湯をきって削り節を混ぜる。

わかめの梅しそあえ

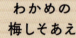
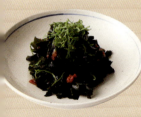

[材料] 2人分

カットわかめ（乾燥・水につけて戻し、水けを絞る）… 大さじ2
青じそ（せん切り）… 5枚
A ｜ 梅干し（種を除き、たたく）… 1個
　　｜ オイスターソース … 小さじ½
　　｜ 水 … 大さじ1

[作り方]

1. ボウルにAを入れて混ぜ、わかめ、青じその半量を加えてあえ、器に盛って残りの青じそをのせる。

きのこのマリネ

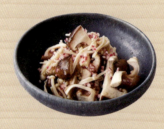

[材料] 2人分

生しいたけ（軸ごと縦4等分に切る）… 6枚
えのきだけ（長さを半分に切り、ほぐす）… 1袋（100g）
A ｜ 塩 … 小さじ1
　　｜ 水 … ¾カップ
B ｜ 紫玉ねぎ（または玉ねぎ・みじん切り）… ⅙個
　　｜ 白ワインビネガー（または酢）… 大さじ1
オリーブ油 … 大さじ½

[作り方]

1. 鍋にAを煮立たせ、きのこを加えて20秒ゆで、湯をきる。ボウルにBを合わせて5分おき、オリーブ油を混ぜ、きのこを加えてあえる。

ひじきのナムル

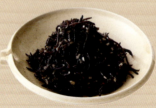

[材料] 2人分

芽ひじき（乾燥・水につけて戻す）… 大さじ2
A ｜ 長ねぎ（みじん切り）… 5cm
　　｜ ごま油 … 大さじ½
　　｜ しょうゆ … 小さじ¼

[作り方]

1. ひじきは塩少々（分量外）を加えた熱湯で2～3分ゆで、湯をきり、混ぜたAであえる。

5
からだ整え
ごちそうのっけごはんと汁

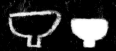

いつもより少しだけ手間をかけた、ちょっぴりごちそう風のごはんです。
肉や魚をどーんとのせ、たんぱく質でスタミナアップ。濃厚なたれやソースが、
ごはんにからんだところがたまりません。汁にはビタミン類や食物繊維豊富な
野菜やきのこをふんだんに使い、体調を整えつつ、栄養の吸収をスムーズにします。

ローストビーフごはん ＋ ふろふき風かぶのスープ

ステーキ用牛もも肉で作る簡単ローストビーフは、たんぱく質たっぷりで鉄もしっかり。吸収率が高い牛肉の鉄は、女性の悩みの種・貧血や冷え性を改善。スープのかぶのカリウムがむくみを緩和し、かぶの葉のβ-カロテン、ビタミンC、カルシウムが、細胞と骨を老化から守ります。

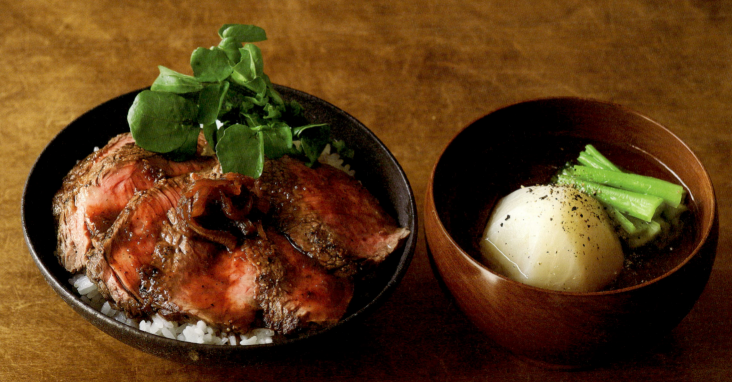

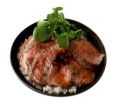

ローストビーフごはん

[材料] 2人分

牛もも肉（ステーキ用・室温に30分おき、**A**をふる）
　… 2cm厚さ1枚（200g）
A | 塩、黒こしょう … 各少々
玉ねぎ（薄切り）… 1/6個
白ワイン … 大さじ1
B | しょうゆ、みりん … 各大さじ1 1/2
　　| にんにく（すりおろす）… 小さじ1
　　| 水 … 大さじ2
サラダ油 … 小さじ1
ごはん … 茶碗2杯分
クレソン … 適量

[作り方]

1. フライパンにサラダ油を熱し、牛肉の両面を強めの中火で1分30秒ずつ焼き、玉ねぎを加えて肉をのせ、白ワインをふってふたをして弱火で2分加熱する。肉を取り出し、二重のアルミホイルで包んで10分おく。

2. 続けて**B**、アルミホイルに残った肉汁を入れ、弱火で2分煮詰める。1を薄く切ってごはんにのせ、これをかけ、クレソンを添える。

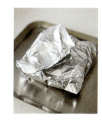

焼き上がった牛肉は、二重にしたアルミホイルで包んで10分おく。こうして余熱で火を通すことで、やわらかい絶妙な焼き加減に。

ふろふき風かぶのスープ

[材料] 2人分

かぶ（皮をむく）… 2個（160g）
かぶの葉（さっとゆで、3cm幅に切る）… 2個分
だし汁 … 2カップ
塩 … 小さじ1/3
黒こしょう … 少々

[作り方]

1. 鍋にだし汁、かぶを入れて火にかけ、煮立ったらふたをして弱火で15分煮る。

2. かぶの葉、塩を加えて温め、器に盛って黒こしょうをふる。

簡単ルーローハン＋たけのこときくらげのスープ

台湾の豚肉の甘辛煮かけごはんを、ぐっと手軽にアレンジ。たれの玉ねぎのアリシンが、豚肉のビタミンB_1の吸収を引き上げ、疲労を回復します。スープは、たけのこときくらげのダブルの食物繊維で便秘を解消、カルシウムとビタミンDが骨や歯を丈夫にしてくれます。

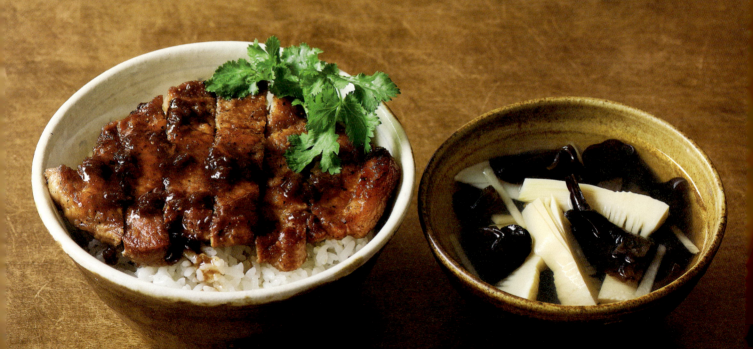

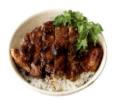

簡単ルーローハン

[材料] 2人分

豚肩ロース肉 (とんかつ用・**A**を順にまぶす)
　… 2枚 (200g)
A ┃ 黒こしょう … 少々
　　┃ 小麦粉 … 適量
B ┃ しょうゆ、酒 … 各大さじ1½
　　┃ 玉ねぎ (すりおろす) … 大さじ1
　　┃ 砂糖 … 大さじ½
　　┃ 五香粉(ウーシャンフェン) … 小さじ⅓
　　┃ 黒こしょう … 少々
サラダ油 … 大さじ½
ごはん … 茶碗2杯分
パクチー … 適量

[作り方]

1　フライパンにサラダ油を熱し、豚肉の両面を強めの中火でこんがり2〜3分ずつ焼き、混ぜた**B**をからめる。

2　1を食べやすく切ってごはんにのせ、たれをかけ、パクチーを添える。

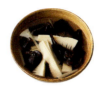

たけのこときくらげのスープ

[材料] 2人分

A ┃ ゆでたけのこ (縦に薄切り) … 小½本 (75g)
　　┃ きくらげ (乾燥・水につけて戻し、大きいものはちぎる)
　　┃ 　… 大さじ2 (10g)
　　┃ しょうが (皮ごと細切り) … 1かけ
だし汁 … 2カップ
塩 … 小さじ⅓
こしょう … 少々

[作り方]

1　鍋にだし汁、**A**を入れて火にかけ、煮立ったらふたをして中火で1〜2分煮、塩、こしょうをふる。

ごちそう　103

タンドリーチキンごはん + 豆苗とえのきのスープ

あっさり鶏むね肉で作るスパイシーなチキンは、ヨーグルトに漬けてやわらかく。
たんぱく質で筋力アップ＆疲れを解消。パセリのβ-カロテンと食物繊維でアンチエイジングを。
スープの豆苗のビタミンが皮膚や粘膜を健康に、えのきのβ-グルカンで抗がん作用も。

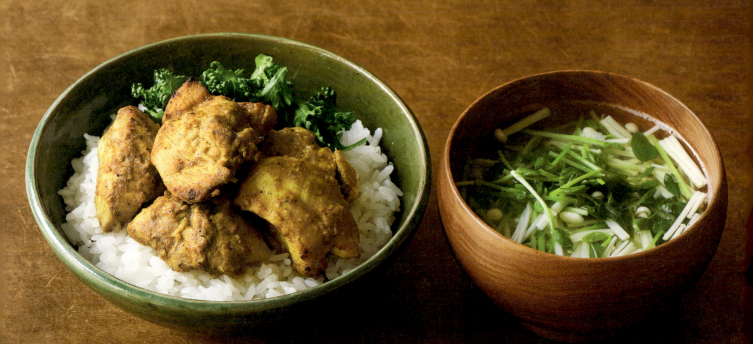

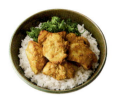

タンドリーチキンごはん

[材料] 2人分

鶏むね肉（皮なし・手でたたいて厚さを均一にし、4cm角に切る）… 大1枚（300g）

A | プレーンヨーグルト … 大さじ3
　| レモン汁 … 大さじ1
　| カレー粉 … 大さじ½
　| にんにく、しょうが（すりおろす）、
　　　サラダ油 … 各小さじ1
　| 塩 … 小さじ⅔
　| 黒こしょう … 少々

ごはん … 茶碗2杯分
パセリ（ちぎる）… 1枝

[作り方]

1. ポリ袋に**A**、鶏肉を入れてもみ込み、空気を抜いて口を結び、冷蔵室でひと晩おく。
2. 魚焼きグリルでこんがり7〜8分焼き、ごはんにのせ、パセリを添える。

＊または、フライパンで強めの中火で両面を2〜3分ずつ焼いてもいい

豆苗とえのきのスープ

[材料] 2人分

豆苗（長さを3等分に切る）… ½袋
えのきだけ（長さを3等分に切り、ほぐす）
　… 1袋（100g）
だし汁 … 2カップ
塩麹（p67参照）… 小さじ2

[作り方]

1. 鍋にだし汁、豆苗、えのきを入れて火にかけ、煮立ったらふたをして中火で2〜3分煮、塩麹を加える。

油淋鶏ごはん ＋ 卵とクリームコーンのスープ
<small>ユーリンチー</small>

高たんぱく・低脂質の鶏むね肉でスタミナアップ、たれのねぎ、にんにく、しょうがが、からだを温めて免疫力を上げます。スープはコーンの食物繊維に、卵で栄養価をプラス。トリプトファンが心身をリラックスさせ、安眠をサポートする働きもあります。

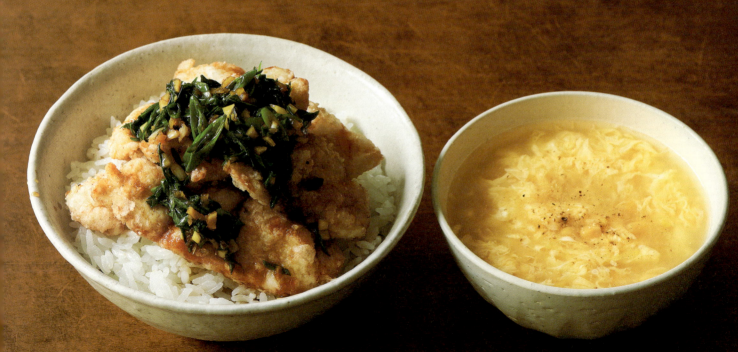

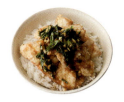

油淋鶏ごはん
（ユーリンチー）

[材料] 2人分

鶏むね肉（皮なし・手でたたいて厚みを均一にし、1.5cm幅の
　そぎ切りにし、**A**を順にまぶす）… 大1枚（300g）
A ｜ 塩、こしょう … 各少々
　　｜ 片栗粉 … 適量
B ｜ 万能ねぎ（斜め薄切り）… 3本
　　｜ にんにく、しょうが（みじん切り）… 各1かけ
　　｜ 酢、しょうゆ … 各大さじ1½
　　｜ 砂糖、ごま油 … 各大さじ½
サラダ油 … 適量
ごはん … 茶碗2杯分

[作り方]

1. フライパンにサラダ油を2cm入れ、中温（180℃）に熱し、鶏肉を返しながらカリッと3〜4分揚げ焼きにする。
2. ごはんに 1 をのせ、混ぜた**B**をかける。

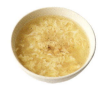

卵とクリームコーンのスープ

[材料] 2人分

卵 … 1個
クリームコーン缶 … 1缶（190g）
だし汁 … 2カップ
塩、こしょう … 各少々

[作り方]

1. 鍋にだし汁、クリームコーンを入れて火にかけ、煮立ったら中火にして塩、こしょうをふり、溶いた卵を回し入れ、ふんわり浮いたら火を止める。
2. 器に盛り、黒こしょう（分量外）をふる。

ごちそう

海鮮とろろごはん ＋ しじみとみつばのみそ汁

セロトニンを分泌させて精神を安定させるまぐろのほか、良質なたんぱく質を含む刺身。
とろろのジアスターゼが消化をスムーズにし、滋養強壮にひと役買います。しじみのオルニチンと
タウリンが肝臓を保護し、二日酔いや慢性疲労を予防するみそ汁は、みつばの香りで心穏やかに。

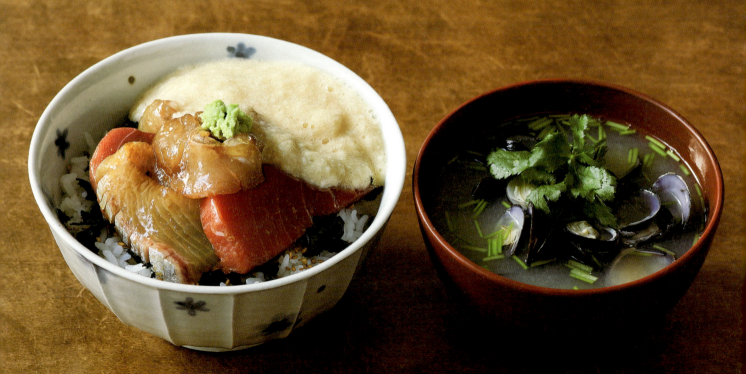

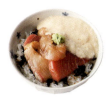

海鮮とろろごはん

[材料] 2人分

刺身（まぐろ、鯛、ひらめ、かんぱちなど）… 合わせて200g
A | しょうゆ … 大さじ1
  | おろしわさび … 小さじ½
長いも（皮をむいてすりおろし、Bを混ぜる）… 8cm（160g）
B | 酢、しょうゆ … 各小さじ½
焼きのり（細かくちぎる）… 全形1枚
金いりごま（または白いりごま）、おろしわさび … 各小さじ1
ごはん … 茶碗2杯分

[作り方]

1. ボウルにAを入れて混ぜ、刺身を加えてあえる。
2. ごはんにのり、いりごま、1、長いも、わさびをのせる。

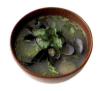

しじみとみつばのみそ汁

[材料] 2人分

しじみ（砂抜きしたもの・よく洗う）… 200g*
みつば（葉を少し取り分け、残りは1cm幅に切る）… ½袋（20g）
A | だし汁 … 2カップ
  | 酒 … 大さじ1
みそ … 大さじ1〜1½

*しじみの砂出しのしかたは、塩水（水1カップ＋塩小さじ½弱）にしじみを入れ、冷暗所に1〜2時間おく

[作り方]

1. 鍋にA、しじみを入れて火にかけ、煮立ったらアクをとり、ふたをしないで中火で2〜3分煮る。
2. みそを溶き入れ、みつばを加え、煮立つ直前に火を止める。器に盛り、みつばの葉をのせる。

えびの豆板醤炒めごはん + 豆腐と干ししいたけのスープ

チリソース煮風に炒めたえびのタウリンが、疲れを取り除いてコレステロールの排出を促し、
肝機能を向上。長ねぎとしょうがの温活効果で、免疫力も上がります。
干ししいたけの豊富な食物繊維で腸活、豆腐のカルシウムが骨密度改善に働きます。

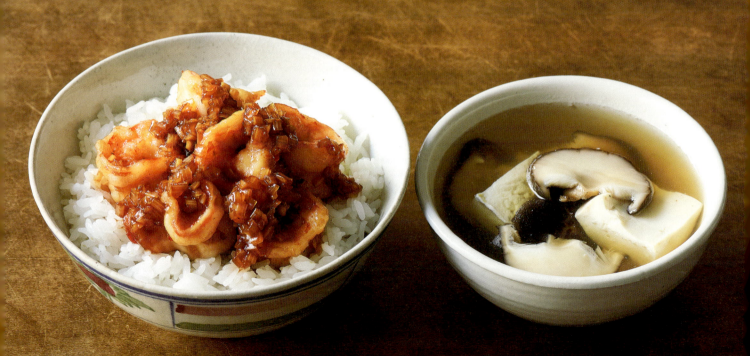

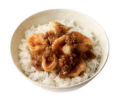

えびの豆板醤炒めごはん

[材料] 2人分

殻つきえび（殻をむき、背に切り込みを入れて背ワタを除き、Aを順にまぶす）
　… 12尾（240g）
A｜酒 … 大さじ½
　｜片栗粉 … 大さじ1
長ねぎ（みじん切り）… ⅓本
しょうが（皮ごとみじん切り）… 1かけ
B｜しょうゆ、酒、砂糖 … 各大さじ1
　｜酢 … 大さじ½
　｜水 … 大さじ2
　｜豆板醤 … 小さじ1
サラダ油 … 適量
ごはん … 茶碗2杯分

[作り方]

1. フライパンにサラダ油を1cm入れ、中温（180℃）に熱し、えびの両面をカラリと30秒ずつ揚げて取り出す。
2. 続けてサラダ油小さじ½を残し、長ねぎ、しょうがを中火で炒め、香りが出たら混ぜたBを加えてとろりとするまで煮詰める。1を加えてからめ、ごはんにのせる。

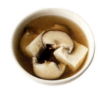

豆腐と干ししいたけのスープ

[材料] 2人分

木綿豆腐（縦半分に切り、1cm幅に切る）… ½丁（150g）
A｜干ししいたけ（水½カップにつけて戻し、
　｜　軸を除いてそぎ切り）… 3枚
　｜干ししいたけの戻し汁＋だし汁
　｜　… 合わせて2カップ
塩、しょうゆ … 各小さじ⅓

[作り方]

1. 鍋にAを入れて火にかけ、煮立ったらふたをして中火で2～3分煮る。
2. 豆腐を加えて温め、塩、しょうゆを加える。

ごちそう　111

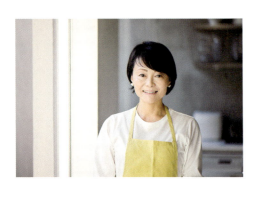

藤井 恵（ふじい めぐみ）

1966年、神奈川県生まれ。管理栄養士。女子栄養大学卒業後、料理番組、フードコーディネーターのアシスタントなどを経て、料理研究家に。著書に『からだ整えおにぎりとみそ汁』『もっと からだ整えおにぎりとみそ汁』『「からだ温め」万能だれで免疫力アップごはん』『50歳からのからだ整え2品献立』『和えサラダ』『世界一美味しい！やせつまみの本』『家庭料理のきほん200』『のっけ弁100』（すべて小社刊）など多数。
Instagram:@fujii_megumi_1966

からだ整え
のっけごはんと汁

著　者／藤井 恵
編集人／足立昭子
発行人／殿塚郁夫
発行所／株式会社主婦と生活社
　　　　〒104-8357　東京都中央区京橋3-5-7
　　　☎03-3563-5321（編集部）
　　　☎03-3563-5121（販売部）
　　　☎03-3563-5125（生産部）
　　　https://www.shufu.co.jp
　　　ryourinohon@mb.shufu.co.jp
製版所／東京カラーフォト・プロセス株式会社
印刷所／TOPPANクロレ株式会社
製本所／株式会社若林製本工場
ISBN978-4-391-16443-5

落丁・乱丁の場合はお取り替えいたします。お買い求めの書店か、小社生産部までお申し出ください。

Ⓡ本書を無断で複写複製（電子化を含む）することは、著作権法上の例外を除き、禁じられています。本書をコピーされる場合は、事前に日本複製権センター（JRRC）の許諾を受けてください。
また、本書を代行業者等の第三者に依頼してスキャンやデジタル化をすることは、たとえ個人や家庭内の利用であっても一切認められておりません。
JRRC（https://jrrc.or.jp
Eメール:jrrc_info@jrrc.or.jp　☎03-6809-1281）

©MEGUMI FUJII 2025　Printed in Japan

お送りいただいた個人情報は、今後の編集企画の参考としてのみ使用し、他の目的には使用いたしません。詳しくは当社のプライバシーポリシー（https://www.shufu.co.jp/privacy/）をご覧ください。

デザイン／高橋朱里（マルサンカク）
撮影／福尾美雪
スタイリング／大畑純子

撮影協力／UTUWA

取材／中山み登り
校閲／滄流社
編集／足立昭子